Mosaik bei
GOLDMANN

Um gut auszusehen und sich wohl in seiner Haut zu fühlen, braucht man die richtige Pflege. Doch natürliche und wirksame Frische, die die Haut strahlend schön macht, ist mit industriell gefertigten Kosmetika aufgrund der vielen Konservierungsstoffe nicht zu erreichen. Wegen der zugesetzten Stoffe drohen Allergien und Überempfindlichkeiten. Und dafür zahlt man einen stolzen Preis.

Wer keine Lust hat auf überflüssige Chemie im Cremetopf, sondern individuell auf die eigenen Bedürfnisse abgestimmte, hoch wirksame und gut verträgliche Pflege möchte, kann in Zukunft selber rühren – und viel Spaß dabei haben: Kosmetik- und Wellness-Expertin Iris Mäusl hat Rezepturen für die tägliche Pflege – von Augencreme bis Fußcreme – entwickelt und zusammengestellt, die jeder problemlos und im Handumdrehen in der heimischen Küche herstellen kann. Die natürlichen Zutaten sind für wenig Geld überall erhältlich. Frischer und wirkungsvoller kann man seinen Körper nicht pflegen!

Autorinnen

Iris Mäusl ist ausgebildete Pharmazeutin, Kosmetikerin und Wellness-Expertin. Das von ihr vor über zehn Jahren gegründete Unternehmen cosmetic arts gehört zu den Topadressen für Intensivausbildungen in den Bereichen Kosmetik, Visagistik und Ernährung. Sie hat eine eigene Kosmetiklinie nach dermo-pharmazeutischen Gesichtspunkten kreiert, die sie auch selbst vertreibt. Nebenbei schreibt Iris Mäusl Artikel zu den Themen Kosmetik und kosmetische Produkte für renommierte Zeitschriften. Darüber hinaus ist sie regelmäßig als Expertin für Kosmetik und Rezepturen in verschiedenen Fernsehsendungen, u. a. bei Pro 7, RTL und BR, zu Gast.

Shirley Seul hat als freie Autorin und Co-Autorin rund vierzig Bücher zu verschiedenen Themen veröffentlicht und die Rezepturen, die Iris Mäusl entworfen hat, zu einem erfrischenden, appetitlichen und vitalisierenden Lesestoff zusammengerührt.

Iris Mäusl · Shirley Seul

Luxus
für die Haut

Verwöhnen, pflegen, einfach schön sein

Kosmetik
zum Selbermachen

Mosaik bei
GOLDMANN

Alle Ratschläge in diesem Buch wurden von den Autorinnen und vom Verlag sorgfältig erwogen und geprüft. Eine Garantie kann dennoch nicht übernommen werden. Eine Haftung der Autorinnen beziehungsweise des Verlags und seiner Beauftragten für Personen-, Sach- und Vermögensschäden ist daher ausgeschlossen.

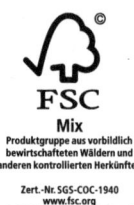

FSC
Mix
Produktgruppe aus vorbildlich
bewirtschafteten Wäldern und
anderen kontrollierten Herkünften
Zert.-Nr. SGS-COC-1940
www.fsc.org
© 1996 Forest Stewardship Council

Verlagsgruppe Random House FSC-DEU-0100
Das für dieses Buch verwendete FSC-zertifizierte Papier *Munken Print*
liefert Arctic Paper Munkedals AB, Schweden.

1. Auflage
Originalausgabe Mai 2009
© 2009 Wilhelm Goldmann Verlag, München,
in der Verlagsgruppe Random House GmbH
Umschlaggestaltung: Uno Werbeagentur, München
Umschlagmotiv: Mauritius/IML Image Group
Redaktion: Manuela Knetsch
Satz: Barbara Rabus
Druck und Bindung: GGP Media GmbH, Pößneck
CB · Herstellung: IH
Printed in Germany
ISBN 978-3-442-17074-6

www.mosaik-goldmann.de

Inhalt

TEIL 1

Schönheit und Wohlbefinden

Das sollten Sie wissen

❃

TEIL 2

Selbst hergestellte Produkte

Das sollten Sie beachten

TEIL 3

Die Rezepte

❋

✳

Einleitung

Je frischer die Creme, desto schöner die Haut – und desto strahlender der Mensch! Wer sich in seiner Haut wohl fühlt, ist jeden Tag gut gelaunt und hat sich sprichwörtlich in Schale geworfen: Es gibt keine schönere Kleidung als die gesunde Haut.

Manche Menschen glauben, Kosmetik anzuwenden sei völlig überflüssig. Egal, ob man sich etwas ins Gesicht schmiere oder nicht, der Alterungsprozess sei genetisch bedingt und wer Geld für Kosmetik ausgebe, könne es genauso gut zum Fenster hinauswerfen. Leider können Sie wirklich fast alle Produkte, die in Geschäften erhältlich sind, zum Fenster hinauswerfen – achten Sie allerdings bitte darauf, keine Passanten zu treffen, um sie vor Nebenwirkungen zu verschonen, Spaß beiseite, beziehungsweise an die richtige Stelle gerückt – dorthin, wo er sein sollte: bei der Herstellung Ihrer ganz persönlichen Kosmetik.

Es ist medizinisch erwiesen, dass verschiedene Wirkstoffe durch die Haut hindurch bis in den Blutkreislauf gelangen. Viele Arzneien werden als Salben und Cremes aufgetragen und auch Hormon- und Schmerzpflaster entfalten ihren therapeutischen Nutzen über die Haut. Genauso wie die Haut, unser größtes Organ, diese Wirkstoffe aufnimmt, nimmt sie auch jene auf, die wir ihr durch Kosmetikprodukte zuführen.

Wie füttern Sie Ihre Haut?

Haut ist gut mit Leder zu vergleichen. Wenn Leder nicht gepflegt wird, bekommt es Risse und fühlt sich trocken und brüchig an. Lederschuhe entwickeln Knautschfalten vom Gehen. In unsere Gesichter prägen sich Falten – auch vom Lachen. Für Schuhe und Gesichter gilt: Je mehr Pflege wir ihnen angedeihen lassen, umso elastischer sind sie, und umso weniger Falten bilden sich.

Und wie geht das – die richtige Pflege?

Dieses Buch verrät Ihnen die Antwort. Die richtige Pflege misst sich nämlich nicht am Geldbeutel, sondern am Wissen um die Zusammenhänge. Natürlichkeit und Frische spielen hierbei die Hau(p)trolle.

Die beste Pflege, die Sie sich schenken können, ist eine individuelle Pflege – und genau diese lernen Sie hier kennen. Mehr noch: Sie werden sie sogar selbst herstellen – mit viel Spaß, wenig Aufwand und geringen Kosten! Ihre »Belohnung« wird sich in Ihrem Hautbild zeigen und nicht zuletzt durch ein sehr gutes Gewissen: Es ist einfach ein gutes Gefühl, zu wissen, dass man sich wertschätzt, vital und gesund erhält und mit dem Besten verwöhnt.

In den letzten Jahren haben sich Allergien und Unverträglichkeiten, insbesondere die der Haut, geradezu explosionsartig vermehrt. Während dies in früheren Zeiten eher eine Randerscheinung war, leiden heute sehr viele Menschen unter Überreaktionen, und damit nimmt auch die Empfindlichkeit der Haut ständig zu. Konservierungs- und Parfümstoffe gehören zu den Hauptverursachern von Allergien. Viele frei verkäufliche Produkte schaden mehr, als sie nutzen. Deshalb kann man sie getrost zum Fenster hinauswerfen – oder noch besser: gleich im Regal stehen lassen.

Dieses Buch ist frei von Konservierungsstoffen. Es ist trotzdem lange haltbar, Sie müssen es also nicht an einem Tag lesen. Wir wünschen uns, dass es Sie eine Weile auf erholsamen und anregenden Reisen in die Welt Ihrer ganz persönlichen Pflege begleiten wird.

Sie können Schritt für Schritt und von vorne zu lesen beginnen, was Ihre Motivation zum Selbermixen wahrscheinlich stark steigern wird – oder Sie starten im dritten Teil des Buches, dort, wo die Rezepte beginnen. Jede einzelne Rezeptur steht für sich und ist so detailliert beschrieben, dass Sie auch ohne Vorkenntnisse alle Ihre Wünsche cremige, pflegende und/ oder duftende Wirklichkeit werden lassen können. Wo auch immer Sie sich auf den Weg machen, wir laden Sie herzlich zu den folgenden Entdeckungs- und Schönheitsreisen ein und wünschen Ihnen viel Freude dabei.

Iris Mäusl & Shirley Seul

TEIL 1

Schönheit und Wohlbefinden

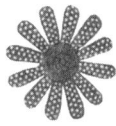

Das sollten Sie wissen

Hausgemachte
kontra industriell hergestellte
Produkte – die Fakten!

Kosmetik aus Eigenproduktion –
ein echter Gewinn

Kosmetik selbst herzustellen macht nicht nur Spaß, es bringt auch sonst nur Vorteile mit sich. Selbst hergestellte Kosmetik ist wie eine frische Power-Packung und ihre Wirkung ist phänomenal!

Um den persönlichen Gewinn genüsslich würdigen zu können, sollte man wissen, was es mit industriell gefertigter Kosmetik auf sich hat. Damit wird auch gleich die Frage nach der Wirksamkeit beantwortet: Alles Frische wirkt intensiv, natürliche Frische ist mit Konservierungsstoffen aber nicht zu erreichen. Warum das so ist, wollen wir nachfolgend am Beispiel der industriell gefertigten Kosmetik erklären.

Sollten Sie noch ein wenig zögern, ob Sie wirklich selber rühren wollen, werden sich Ihre Zweifel nach diesen Fakten wahrscheinlich in selbst gemachte Creme auflösen: Alles, was Sie mit Hilfe der in diesem Buch vorgestellten Rezepturen herstellen, kann nicht nur in seiner Wirksamkeit mit den industriell gefertigten Produkten konkurrieren – es übertrifft sie meist auch an Verträglichkeit, ist gesünder, angenehmer und günstiger. Und es verleiht ein rundum gutes Gefühl, weil man weiß, was man durch seine vielen Hautporen einziehen lässt: Frische, Klarheit, Reinheit und gesunde, wunderbare Wirkstoffe.

Konservierungsstoffe

Fertig gekaufte Kosmetik ist keine Mogelpackung! Alle Inhaltsstoffe sind auf der Verpackung abgedruckt, doch wer weiß schon, was sie bedeuten? Es ist nicht wichtig, alle Inhaltsstoffe zu kennen, doch man sollte beachten, dass die enthaltenen Stoffe in abfallender Konzentration aufgelistet werden müssen. Ab einem Prozent dürfen Inhaltsstoffe ungeordnet aufgelistet werden.

Vielleicht sind Sie nun neugierig und schauen sich Ihre bislang verwendeten Cremes einmal etwas genauer an. Es kann sein, dass Sie eine Lupe dazu brauchen, nicht umsonst gehören die Inhaltsstoffe oftmals zum berüchtigten Kleingedruckten.

Erschütternd ist, dass bei fast allen Cremes nach ein paar Grundstoffen zuerst die Konservierungsstoffe und danach erst die Wirkstoffe aufgelistet sind – da diese nämlich weniger als ein Prozent des Inhalts ausmachen. Das bedeutet, dass man bei industriell gefertigter Kosmetik in vielen Fällen vor allem Konservierungsmittel kauft – zu einem häufig stolzen Preis.

Diese niederschmetternde Tatsache beruht schlichtweg auf der gesetzlichen Kosmetikverordnung: Danach muss eine Creme ohne angegebenes Verfallsdatum mindestens drei Jahre lang haltbar sein. Vielen Herstellern reichen diese drei Jahre allerdings nicht aus, denn je länger ein Produkt offiziell haltbar ist, desto länger kann es verkauft werden. Aus diesem Grund richten die meisten Hersteller die Haltbarkeit ihrer Produkte auf zehn Jahre aus, sie bedürfen dann lediglich einer zeitlichen Verbrauchsempfehlung nach dem Öffnen.

Kosmetikprodukte, die weniger als drei Jahre haltbar sind, haben deutlich geringere Chancen auf dem Markt, da sie viele Stationen passieren, ehe sie beim Endkunden landen: vom Großhändler zum Zwischenhändler zum Einzelhändler und dann erst zum Endverbraucher.

Der nimmt das Produkt womöglich mit in den Urlaub, wo es mal heiß und mal kalt ist, und dann bringt er es wieder mit nach Hause. Auf dieser schönen Reise hat das Produkt auch noch die kläglichen Reste seiner Wirkstoffe garantiert verloren. Dafür riecht es noch immer gut und die Konsistenz ist unbeirrbar cremig. Denn darauf kommt es doch auch an, nicht wahr? Das Produkt soll einen guten Eindruck machen, angenehm duften und sich angenehm anfühlen, egal, welchen Schikanen es ausgesetzt wurde.

Haben Sie sich schon einmal überlegt, wie dieser gute Eindruck zustande kommt? Es kann kein natürlicher Weg sein! Der Preis für Duft, Konsistenz und Haltbarkeit ist Chemie. Ohne chemische Zusatzstoffe würde niemand die Produkte kaufen – wer möchte sich schon eine ranzige, klebrige, graue Creme ins Gesicht schmieren?

Der Verbraucher soll seine Creme und Pflegeprodukte möglichst sympathisch finden. Aussehen und Geruch spielen hier die entscheidende Rolle. Doch wenn man die verschiedenen Inhaltsstoffe hoch dosiert in die Creme geben würde, wäre sie nicht mehr strahlend weiß, sondern braun-grau, und sie würde auch nicht appetitlich im Töpfchen schimmern, sondern eher wie ein Häufchen Asche aussehen. Nicht sehr appetitlich! Also muss die Creme »geschminkt« werden.

Das heißt auch, dass schon die Zulieferer der Inhaltsstoffe ihre Ware stark verändert anbieten – mit modifizierten Wirkstoffen und Extrakten, die geruchsneutral und farbneutral sind und keine Partikel von Substanzen enthalten, die optisch mit Schimmel oder Bakterien verwechselt werden könnten. In der industriellen Kosmetikherstellung wird bereits bei der Produktion mit behandelten Grundstoffen gearbeitet.

Woraus besteht eine Creme?

Eine Creme ist nichts anderes als Wasser und Fett, die mit Wirkstoffen versetzt sind – mehr sollte sie auch nicht sein! Auch Sahne besteht aus Wasser, Fett und Wirkstoffen (wie Vitaminen, Mineralien und Ähnlichem). Wie lange hält Sahne bei Zimmertemperatur? Wie sieht die Sahne nach einer Woche, einem Monat oder einem Jahr aus? Eine Creme würde genauso aussehen – wenn sie nicht mit Konservierungsstoffen haltbar gemacht wäre.

Auch die Kosmetikindustrie kann die Naturgesetze nicht außer Kraft setzen, die für Cremes und Sahne gleichermaßen gelten. Aber sie kann tricksen, indem sie die Konzentration der einzelnen Wirkstoffe, die in den Produkten enthalten sind, extrem herabgesetzt. Diese Reduktion ist wichtig, da die Wirkstoffe sich nicht nur positiv entfalten, sondern eben auch eine

Gefahr bergen: Sie sind mit Bakterien besiedelt. Bakterien aber führen zu schnellem Verderben – und das wiederum schmälert den Gewinn.

Bei einem Pflanzenextrakt, beispielsweise Kamille, kann nicht von sterilen Bedingungen ausgegangen werden. Kamille auf dem Feld wächst nicht steril. Deshalb ist auch das Extrakt nicht steril. Je mehr Extrakt sich in einer Creme befindet, desto mehr Bakterien werden damit eingeschleppt. Anfangs hält sich ihr Bestand noch in Grenzen, doch nach einer Weile vermehren sich die Bakterien explosionsartig. Diese Vermehrung unterbinden die Kosmetikhersteller, indem sie die Wirkstoffe reduzieren und massiv Konservierungsstoffe einsetzen.

Konservierungsstoffe töten die Wirksamkeit von Pflegeprodukten ab. Wenn man eine Creme findet, die beispielsweise fünf Prozent Vitamin E enthält, sind in dieser Creme naturgemäß auch einige Bakterien enthalten, und es ist ratsam, sie innerhalb von wenigen Wochen zum Endverbraucher zu bringen. Dass dieser Weg über den Großhandel und Zwischenhändler zum Einzelhändler und die Nutzung des Endverbrauchers zügig vonstatten geht, ist eine Illusion.

Laut Kosmetikverordnung muss kein Nachweis über die Wirksamkeit der Produkte geführt werden. Es genügt vollkommen, wenn ein Hersteller irgendwann einmal fünf Prozent Vitamin E in der Creme verarbeitet hat – ob er sie danach sterilisiert, tot gekocht oder geschlagen hat, interessiert niemanden mehr. Es ist sehr leicht, Vitamine abzutöten. Man braucht sie nur zu erhitzen – Sterilisieren führt zum Sekundentod.

Man kann eine Creme auch gleich »im Keim ersticken«, indem man einfach den Tiegel randvoll mit allen möglichen und unmöglichen Konservierungsstoffen füllt, um für jeden unter Umständen auftretenden Keim, für jedes unter Umständen auftretende Bakterium und jeden theoretisch sprießenden Pilz die entsprechende Waffe parat zu haben.

Wenn Sie Ihre Pflegeprodukte selbst herstellen, entscheiden Sie auch selbst über die Zusammensetzung. Sie sind der Chef. Sie wissen Bescheid, was darin enthalten ist. Wie es wirkt. Wie es gemacht wurde. Und in welchem Zeitraum Sie es verbrauchen sollten.

Kosten & Verfügbarkeit

Der Herstellungspreis einer Creme oder der von Pflegeprodukten überschreitet in den seltensten Fällen 50 Cent. Der Endverbraucher bezahlt also nicht die exklusiven, exquisiten Wirkstoffe, er bezahlt die Verpackung, die Werbung, das Marketing, den Vertrieb und Ähnliches.

Alle angegebenen Inhaltsstoffe unserer Rezepturen sind so gewählt, dass sie in jeder Apotheke erhältlich sind. Sollte einmal ein Stoff unbekannt sein, bietet die Tabelle mit den Synonymbezeichnungen am Ende des Buches eine schnelle Übersetzungshilfe. Sie brauchen keine Spezialgeschäfte, kein Internet und kein Studium. Alles, was Sie brauchen, ist eine Apotheke und eventuell eine nette Apothekerin oder einen netten Apotheker, die sich ein wenig Zeit für Sie nehmen...

Spezielle Bedürfnisse

Die Industrie orientiert sich an Massenmärkten. Die menschliche Haut ist jedoch in ihrer Individualität und Sensibilität ein hoch komplexes und absolut einmaliges Gebilde. Selbst exklusiv positionierte Cremes können bei den individuellen Hautpflegebedürfnissen des Einzelnen niemals einen vollkommenen Pflegeeffekt erzielen. Wenn man ein Produkt aussucht, bleibt es trotz ausführlicher Beschreibung der Anwendungsgebiete dem Zufall überlassen, ob es einigermaßen stimmig ist. Die industrielle Kosmetik orientiert sich daran, dass eine Creme möglichst allen Konsumenten gerecht wird. Das steigert den Umsatz.

Dieses nicht individuelle Produkt dann als individuelles Produkt an den Endverbraucher zu bringen, ist Sache der Werbung. Sache der Herstellung ist es lediglich, ein Einheitsprodukt zu fabrizieren, das in seiner Zusammensetzung und Konzentration der Grund- und Wirkstoffe glatter Durchschnitt ist und daher für einen großen Teil der Kunden »passt«, denn nur das garantiert eine große Masse an Einnahmen.

Dieser glatte Durchschnitt wird dann durch werbewirksame Bezeichnungen schöngeschminkt, oder es werden Namen für Inhaltsstoffe kreiert, die vielversprechend klingen und rein gar nichts bedeuten – wie zum Beispiel der Physiohydratraditionskomplex. Na, da hat man doch das gute Gefühl, jede Stunde einen Tag jünger zu werden! Doch *physio* bedeutet körpereigen oder körperähnlich und *hydro* ist das Wasser und ein Komplex ist nichts anderes als eine Zusammensetzung.

Nachzufragen trauen sich die wenigsten. Man will sich ja nicht blamieren, die Industrie wird es schon wissen, und schließlich arbeiten Forscher und Wissenschaftler daran. Die Verkäuferin in der Parfümerie erzählt auch eine Menge, wovon man nichts versteht; die Verkäuferin selbst versteht es vielleicht auch nicht, aber sie hat eine Fortbildungsveranstaltung des Herstellers besucht und dort einen sehr schönen Trolley als Werbegeschenk bekommen, der sie restlos von der Qualität der Produkte überzeugt hat. Außerdem riecht die Creme gut, sieht appetitlich aus und ist ziemlich teuer – sie muss also etwas taugen ...

Reinheit & Verträglichkeit
ohne Tierversuche

Die Stoffe, die wir empfehlen, sind den Grundstoffen, die in der Kosmetikindustrie verwendet werden, meistens haushoch überlegen. Laut gesetzlicher Verordnung unterliegen die Grundstoffe, die von Kosmetikherstellern verwendet werden, nämlich keinen Reinheits- und Gehaltsbestimmungen. Unsere Grundstoffe stammen aber aus der Apotheke, und dort werden nur Inhaltsstoffe verkauft, die in unabhängigen Labors nach exakten Vorschriften sowohl auf Reinheit als auch auf Wirkstoffgehalt getestet sind und den höchsten Anforderungen entsprechen – im Gegensatz zu den in den Apotheken verkauften Cremes ...

Dies bedeutet, dass selbst gemachte Kosmetik nicht nur

wirksamer, individueller und besser verträglich ist – sie ist auch wesentlich reiner. Die Rezepturen in diesem Buch sind tierversuchsfrei, und dennoch wurden alle Grundstoffe ausreichend auf Verträglichkeit getestet.

Allergien

Allergien gehören in der industrialisierten Gesellschaft inzwischen zu den am häufigsten auftretenden Erkrankungen. Immer mehr Menschen leiden unter verschiedenen Formen von Allergien und Überempfindlichkeitsreaktionen. Umweltverschmutzung, Stressfaktoren, Lebensmittel, Arzneimittel und Kosmetika sind typische Auslöser für allergische Reaktionen. Bei der Vielzahl von Ursachen wird es immer komplizierter, einer Allergie gezielt auszuweichen. Übrigens wird die »Hitliste« der Allergie auslösenden Substanzen von den Konservierungsmitteln und Parfümstoffen angeführt!

Sicher gibt es für jeden Stoff, der irgendwo in der Welt herumschwirrt, auch einen dazupassenden Allergiker. Doch die Wahrscheinlichkeit, wirklich risikoarme Produkte zu erhalten, ist mit den in diesem Buch vorgestellten Rezepten höher als bei jedem Produkt, das Sie fertig in einem Laden kaufen können.

Was ist eine Allergie?

Unter einer Allergie versteht man die Überempfindlichkeit eines Organismus gegen körperfremde Stoffe, die besonders im Bereich der Haut, Schleimhäute und Atemwege zu Störungen führen. Deshalb ist gerade bei Allergien die Wahl der Pflegeprodukte von entscheidender Bedeutung.

✳ Sind Allergien bereits bekannt, sollten die Inhaltsstoffe des Produktes genau kontrolliert werden. Bei Unsicherheiten, ob es sich um eigentlich identische Stoffe mit unterschiedlichen Bezeichnungen handelt, sollte in jedem Fall Beratung in Anspruch genommen werden (Haus-/Hautarzt, Apotheke).

✳ Testen Sie ein neues Produkt vor der Verwendung – und zwar am besten an einer empfindlichen unauffälligen Hautstelle, zum Beispiel hinter dem Ohr. Belassen Sie es 24 Stunden auf der Haut. Treten innerhalb dieser Zeit keine Rötungen, Schwellungen oder Juckreiz auf, kann man davon ausgehen, dass zumindest keine Überempfindlichkeit oder eine bereits vorhandene Allergie besteht.

✳ Achten Sie bei der Auswahl von Produkten auf eine geringe Parfümierung und verwenden Sie vorzugsweise unparfümierte Produkte.

❋ Verzichten Sie nicht grundsätzlich auf Hautpflege oder Make-up, denn die richtige Pflege kann einen großen Beitrag zur Balance und Gesunderhaltung der Haut leisten und ihre Widerstandsfähigkeit und somit auch die Reizschwelle erhöhen.

Worauf beim Einkauf von Pflege- und Kosmetikprodukten zu achten ist

Bei Kosmetikprodukten lauern die Allergieauslöser am häufigsten in den Duftstoffen und Konservierungsmitteln sowie in den optischen Schönmachern. Die Angabe »hypoallergisch« oder »hyposensitiv« oder sogar »antiallergisch« auf einem kosmetischen Produkt bedeutet nicht, dass der Anwender vor einem Allergierisiko geschützt ist. Diese Begriffe besagen lediglich, dass die als besonders allergen (Allergie auslösend) bekannten Stoffe in dem entsprechenden Produkt nicht verwendet wurden.

Die Bezeichnung »klinisch getestet« sagt nichts über die Qualität eines Produkts oder das Allergierisiko aus. Dieses ist immer individuell und hängt von der Person ab, die das Produkt verwendet. Es ist stets die Veranlagung des einzelnen Menschen gegenüber bestimmten Stoffen, die zu einer Überempfindlichkeit oder einer Allergie führt.

Auch »Naturkosmetik« ist kein Anti-Allergie-Garant, denn gerade solche Produkte enthalten natürliche Verunreinigungen und eine Vielzahl von verschiedenen Einzelstoffen, was das Allergierisiko enorm erhöht: Ein einziger Pflanzenauszug kann aus 2000 Stoffen zusammengesetzt sein und eine Creme, die mehr als 10 000 Stoffe enthält, ist nichts Ungewöhnliches – das Allergierisiko steigt mit jedem einzelnen Stoff.

Der Spaßfaktor!

Sicher, Wellness-Shoppen macht Spaß, noch aufregender aber ist es, selber zu experimentieren, zu rühren, zu mixen und auszuprobieren – allein oder zusammen mit anderen. Die Rezepte in diesem Buch können auch ein Appetitmacher sein. Vielleicht bekommen Sie Lust, selber etwas hinzuzufügen oder auszuprobieren. Je vertrauter Sie mit der Herstellung werden, desto sicherer werden Sie auch beim Experimentieren – wer weiß, was Sie noch alles erfinden!

Kosmetik selbst herzustellen ist im Übrigen nicht nur ein produktives Hobby, das Familie und Freunde zu schätzen wissen, sondern es kann einen selbst immer wieder aufs Neue begeistern und sehr erfüllend sein. Kleiner Nebeneffekt: Freunde und Bekannte betrachten Sie als Experten beziehungsweise Expertin, der/die etwas weiß und kann, was andere auch gern wüssten und könnten! Aber bitte denken Sie daran – Sie dürfen die Produkte nur verschenken, nicht verkaufen, sonst unterliegen sie der Kosmetikverordnung!

Fazit

Neben der Freude bei der Herstellung, Anwendung oder beim Verschenken bietet die Eigenproduktion noch weitere wesentliche Vorteile.

✳ Die Zusammensetzung eines Produktes ist transparent. Bekannte Allergien lassen sich sicher ausschließen.

✳ Die Rezepturen enthalten im Vergleich zu den meisten Fertigprodukten nur relativ wenige Inhaltsstoffe. Durch die bewusste Auswahl der Inhaltsstoffe und eine Reduzierung der Anzahl enthaltener Stoffe wird das Allergierisiko deutlich reduziert. Der Kreis der möglichen »Übeltäter« ist stark eingegrenzt und unverträgliche Stoffe können schnell entlarvt werden.

✳ Die Menge und Art der Konservierungsstoffe kann den individuellen Bedürfnissen angepasst werden. Eine übertrieben starke Konservierung ist durch die wegfallende Lagerungszeit, den zeitnahen Gebrauch und, falls gewünscht, durch eine kühle Aufbewahrung ohnehin nicht notwendig. Dieser Aspekt ist besonders interessant, wenn man bedenkt, dass die Liste der Allergie auslösenden Substanzen von Konservierungsmitteln angeführt wird.

✳ An zweiter Stelle der Allergie auslösenden Inhaltsstoffe bei Kosmetika stehen Parfüm- und Duftstoffe. Auch sie können in

Eigenregie reduziert oder ganz weggelassen werden, was die Verträglichkeit der Pflegeprodukte besonders für empfindliche Haut enorm steigert.

✳ Durch die frische Zubereitung entfalten die verwendeten Stoffe ihre hohe Wirksamkeit. So entsteht immer ein individuelles Produkt, das in seiner Wirksamkeit keinem fertigen Produkt nachsteht, sondern es im Gegenteil meist übertrifft.

✳ Selbst hergestellte Produkte sind von allerhöchster Qualität – und dabei preislich günstig!

Hauttypen erkennen
und behandeln

Ihre Haut ist einmalig!

Jede Haut ist absolut einmalig und individueller als ein Fingerabdruck, da sie nicht nur aus dem momentanen Zustand der Haut besteht, sondern von der gesamten Persönlichkeit beeinflusst wird, zum Beispiel auch von den genetischen Faktoren, von Beruf, Hobbys, Schlaf- und Urlaubsgewohnheiten, Alter, Stress und Ernährung. Sogar Charaktereigenschaften (Mimikfältchen) spielen hier eine Rolle. Die gängigen Bezeichnungen für die unterschiedlichen Hauttypen beschreiben das individuelle Hautbild deshalb nur ungenau.

Trotzdem wird auch in diesem Buch der Einfachheit halber von den »klassischen Hauttypen« die Rede sein, obwohl Iris Mäusl während ihrer zwanzigjährigen Praxiserfahrung noch nie erlebt hat, dass zwei Menschen ein identisches Hautbild zeigen!

Der folgende Überblick beschreibt die Besonderheiten der verschiedenen Hauttypen und soll dabei helfen, die eigene Tendenz zu ermitteln. Dieser Zustand kann sich allerdings jederzeit und auch sehr schnell ändern, deshalb sollte man sich nie als endgültig »katalogisiert« betrachten.

Normale Haut

Normal ist ideal! Diese Haut sieht jung, gesund, seidig-weich, kleinporig, samtig und straff aus, ist rosig, zart durchblutet, glänzt nie, ist nicht zu fettig und nicht zu trocken und widerstandsfähig – kurzum, einfach perfekt – und kommt auf natürlichem Wege so gut wie nie vor. In letzter Zeit begegnet man diesem perfekten Hauttyp allerdings immer häufiger beim Promi-Personal in Print-Medien. Der Weg zur Idealhaut führt über die Bekanntheit: Wer im Rampenlicht steht, wird retuschiert.

Übrigens: Wer nicht in das Idealbild passt, hat deshalb noch lange keinen Grund zum Verzweifeln. Denn selbst, wenn jemand in den außerordentlichen Genuss dieses idealen Hautbildes kommt, wird sie/er ihn nicht lebenslänglich behalten. Die ideale Haut ist ein flüchtiger Begleiter. Durch die richtige Pflege und den richtigen Umgang mit der Haut kann dem Ideal sehr nahe gekommen werden. Eine schöne Haut bedeutet auch ein schönes Lebensgefühl!

Pflege der normalen Haut: Die Pflege einer solchen Haut ist einfach, da der ideale Zustand ja bereits erreicht ist, allerdings darf man sich nicht auf die »faule Haut« legen, wenn man ihn behalten will.

Für die Pflege der normalen Haut sind besonders folgende Rezepte aus diesem Buch geeignet:
- Augencreme (siehe Seite 113)

- Feuchtigkeitscreme (siehe Seite 98)
- Reinigungscreme (siehe Seite 91)
- Gesichtswasser (siehe Seite 95)

Trockene Haut

Dieses Hautbild stellt ohne Behandlung und Pflege manchmal sogar ein gesundheitliches Problem dar, denn die meist zarte, dünne Haut ist trocken, schuppig, rau, rissig und sehr empfindlich und juckt oder brennt manchmal. Früh entwickeln sich Fältchen und Falten und die Haut wird immer dünner.

Eine konsequente und kompetente Pflege kann die Symptome der trockenen Haut nicht nur lindern, sondern ihnen auch vorbeugen.

Das sollten Sie beachten:
- Hautpflege beginnt im Inneren, und das heißt, dass man bei trockener Haut so viel wie möglich trinken sollte. Zwei bis drei Liter alkoholfreie Getränke sind das tägliche Minimum!
- Weder zu heiß noch zu lange baden – dies trocknet die Haut zusätzlich aus.
- Nicht ständig neue Produkte ausprobieren.
- Übertriebene Sonneneinstrahlung, Dampfbäder oder Saunagänge meiden.
- Keine starken und/oder scharfen Reinigungsprodukte verwenden.

Pflege der trockenen Haut: Die Pflege dieser Haut ist zeitaufwändig und intensiv, doch wenn man ihr ideale Pflege angedeihen lässt, hat man gute Chancen, das Hautbild zu verbessern.

Trockene Haut sehnt sich nach Zuwendung. Oft wird eine reine Fettpflege empfohlen, die aber von einer sehr trockenen Haut in den meisten Fällen nicht vertragen wird, sondern sie eher reizt.

Die richtige Pflege besteht aus einer ausgewogenen Kombination von Fett und Feuchtigkeit. Die Inhaltsstoffe einer solchen Pflege sollten so gewählt sein, dass sie der Haut nicht nur die benötigten Stoffe zuführen, sondern auch in ihr gespeichert werden.

Eine sanfte, nicht schäumende Reinigung ist hier von größter Bedeutung. Durch die Reinigung darf die Haut nicht zusätzlich austrocknen, und die Verwendung eines Gesichtswassers muss die entstandene Säureschutzlücke wieder ausgleichen. Hier ist eine hochwertige Pflege und sorgfältige Auswahl der Inhaltsstoffe besonders wichtig, da die Haut gut »aufgefüllt« werden sollte.

Für die Pflege der trockenen Haut sind besonders folgende Rezepte aus diesem Buch geeignet:
- Dekolleté- und Halscreme (siehe Seite 193)
- Feuchtigkeitscreme (siehe Seite 98)
- Lippenpflege (siehe Seite 117)
- Maske (siehe Seite 109)
- Nachtcreme (siehe Seite 101)

- Reinigungscreme (siehe Seite 91)
- Gesichtswasser (siehe Seite 95)
- Wirkstoffkonzentrat (siehe Seite 109)

Empfindliche Haut

In erster Linie versteht man unter einer empfindlichen Haut die Neigung zu Allergien oder Unverträglichkeiten, wobei dieser Zustand auch die Folge einer extrem trockenen Haut sein kann (siehe »Allergien«, Seite 26).

Für die Pflege der empfindlichen Haut sind besonders folgende Rezepte aus diesem Buch geeignet:
- Augencreme – gerne im ganzen Gesicht verwenden (siehe Seite 113)
- Feuchtigkeitscreme (siehe Seite 98)
- Kindercreme (siehe Seite 143)
- Reinigungscreme (siehe Seite 91)
- Gesichtswasser (siehe Seite 95)

Mischhaut

Bei der Mischhaut entspricht die so genannte T-Zone – Stirn-, Nasen- und Kinnpartie des Gesichtes – dem Hauttyp der fettigen Haut. Die Wangen können bei diesem Hautbild sowohl einer normalen als auch einer trockenen Haut gleichen.

Pflege der Mischhaut: Dieser Hauttyp stellt an seinen »Besitzer« die höchsten pflegetechnischen Ansprüche, da zwei völlig verschiedene Bedürfnisse erfüllt werden müssen. Dies kann durch eine möglichst neutrale Pflege erreicht werden oder – was sinnvoller ist – durch eine für die jeweilige Partie ideale Pflege. Das klingt komplizierter, als es ist: Die etwas reichhaltigere »Nachtpflege« (siehe Seite 101) könnte so zum Beispiel für die Wangenpartie und die fettarme »Tagescreme« (siehe Seite 121) für die T-Zone verwendet werden.

Für die Pflege der Mischhaut sind besonders folgende Rezepte aus diesem Buch geeignet:
- Reinigungscreme (siehe Seite 91)
- Gesichtswasser (siehe Seite 95)

Speziell für die trockenen Hautpartien:
- Anti-Falten-Creme (siehe Seite 125)
- Nachtcreme (siehe Seite 101)

Speziell für die fettigen Hautstellen:
- Feuchtigkeitscreme (siehe Seite 98)
- Wirkstoffkonzentrat (siehe Seite 105)

Fettige Haut

Bei einer fettigen Haut ist die Talgproduktion erhöht, doch Entzündungen stehen nicht im Vordergrund. Dominiert wird das Hautbild von einer kräftigen, glänzenden, meist großporigen Haut.

Pflege der fettigen Haut: Die Tipps und Pflegeratschläge der Aknehaut (siehe folgende Seite) gelten auch hier, wobei bei diesem Hautbild die entzündungshemmenden Inhaltsstoffe nicht so hoch dosiert werden müssen. Oft reicht es, auf eine aggressive Reinigung zu verzichten, um ein schönes Hautbild zu erreichen.

Das sollten Sie beachten: Am besten eine besonders milde Reinigung verwenden – auch wenn landläufig zum Gegenteil geraten wird, nämlich zu besonders aggressiven Produkten. Eine aggressive Reinigung trocknet die Haut extrem aus, und darauf reagiert sie mit einem Ankurbeln der Fettproduktion – so entsteht ein Teufelskreis. Am besten, Sie verzichten komplett auf aggressive Reinigungsstoffe und meiden alkoholhaltige Gesichtswasser. Wenn Sie daran gewöhnt sind, kann es durchaus sein, dass sich Ihre Haut ein paar Tage lang komisch anfühlt. Doch ein sich rasch veränderndes Hautbild und -gefühl werden Sie auf diesem Weg bestätigen.

Für die Pflege der fettigen Haut sind besonders folgende Rezepte aus diesem Buch geeignet:
- Feuchtigkeitscreme (siehe Seite 98)
- Reinigungscreme (siehe Seite 91)
- Gesichtswasser (siehe Seite 95)
- Wirkstoffkonzentrat (siehe Seite 105)

Aknehaut

Bei diesem Hautbild kommt es häufig zu schmerzhaften Entzündungen. Die Haut ist insgesamt ledrig-dick, stark glänzend und großporig, was die Bildung von Mitessern und Pickeln begünstigt. Meist liegt eine Überproduktion der Talgdrüsen vor, weshalb dieses Hautbild vor allem an Körperstellen mit vielen Talgdrüsen wie im Gesicht, im Dekolletébereich oder am Rücken zu finden ist (u. U. auch hormonell bedingt).

Trost für alle Betroffenen:
- Die Fettproduktion nimmt mit steigendem Alter deutlich ab, das heißt, sie normalisiert sich. Ab dem fünfzigsten Lebensjahr ist dieser Hautzustand eine absolute Seltenheit.
- Die Haut ist kräftiger und widerstandsfähiger als die normale Haut.
- Eine sehr fettige Haut neigt auch im Alter praktisch kaum zu Falten und man wirkt immer jünger, als man ist!

Das sollten Sie beachten:
- Kopfkissenbezüge sollten regelmäßig gewechselt werden.
- Vorsicht bei der Verwendung von Haarspray, es verklebt die Haut zusätzlich. Das Gesicht also gut abdecken, wenn Sie Haarspray verwenden.
- Heißes Wasser und hohe Umgebungstemperaturen sind ungünstig. Besser lauwarm waschen und wenig saunieren.
- Starke Schweißbildung begünstigt das Bakterienwachstum und reizt die Haut.

Pflege der Aknehaut: Immer wieder werden bei Akne häufige Peelings und eine scharfe oder stark alkoholhaltige Pflege empfohlen. Doch diese aggressive Pflege bewirkt eine zusätzliche Belastung der Haut, sie wird empfindlich und verliert Widerstandskraft. Durch die starke Austrocknung kommt es zum so genannten Rebound-Effekt: Die Haut versucht, das entstandene Defizit auszugleichen, und regt die Talgproduktion noch mehr an. Ein Peeling wirkt ähnlich, zusätzlich kann es durch das Aufrubbeln von oberflächlichen Entzündungsherden zu Schmierinfektionen kommen. Stattdessen sollten Sie die Haut am besten morgens und abends mit Reinigungsmilch oder Reinigungscreme waschen.

Manchmal wird die Pflege der Aknehaut als überflüssig bezeichnet, da sie ja schon selbst genügend Fett enthält. Es ist richtig, dass diese Haut kein zusätzliches Fett benötigt, doch eine unterstützende, regenerierende Pflege ist hier von größter Bedeutung, um die Abheilung der Entzündungsherde zu beschleunigen, eine Narbenbildung zu verhindern und letztendlich eine Normalisierung der Haut zu erreichen.

Für die Pflege der Aknehaut sind besonders folgende Rezepte aus diesem Buch geeignet:
- Maske gegen unreine Haut (siehe Seite 129)
- Anti-Pickel-Paste (siehe Seite 133)
- Reinigungscreme (siehe Seite 91)
- Gesichtswasser (siehe Seite 95)
- Wirkstoffkonzentrat (siehe Seite 105)

Reife Haut

Reife Haut entspricht dem Hautbild einer trockenen, empfindlichen Haut. Es kommt zu einer vermehrten Faltenbildung, da das Hautgewebe durch starken Feuchtigkeitsverlust nicht mehr gestrafft wird. Ein zusätzlicher Elastizitätsverlust entsteht mit der Veränderung und Verhärtung der kollagenen und elastischen Fasern im Bindegewebe. Kollagene Fasern können große Mengen an Wasser binden und ermöglichen somit die Elastizität der Haut.

Für die Pflege der reifen Haut sind besonders folgende Rezepte aus diesem Buch geeignet:

- Anti-Falten-Creme (siehe Seite 125)
- Augencreme (siehe Seite 113)
- Dekolleté- und Halscreme (siehe Seite 193)
- Feuchtigkeitscreme (siehe Seite 98)
- Körperöl (siehe Seite 160)
- Lippenpflege (siehe Seite 117)
- Maske (siehe Seite 109)
- Nachtcreme (siehe Seite 101)
- Reinigungscreme (siehe Seite 91)
- Gesichtswasser (siehe Seite 95)
- Wirkstoffkonzentrat (siehe Seite 105)

Junge Haut

Junge Haut benötigt eine besonders milde und regenerative Pflege, da sie wesentlich dünner ist als die Haut eines Erwachsenen und daher sehr empfindlich. Sie braucht einen zusätzlichen Schutz, der im Wesentlichen der Pflege für trockene Haut entspricht. Dies gilt vor allem bis zum fünften Lebensjahr. Mit dem Beginn der Pubertät entspricht die Haut im Aufbau der eines Erwachsenen.

Für die Pflege der jungen Haut sind besonders folgende Rezepte aus diesem Buch geeignet:

- Feuchtigkeitscreme (siehe Seite 98)
- Kindercreme (siehe Seite 143)
- Gesichtswasser (siehe Seite 95)
- Reinigungscreme (siehe Seite 91)

Tipps & Tricks für eine optimale Gesichtspflege

Reinigung

Die Reinigung ist das A und O der Hautpflege. Schmutz, Make-up-Reste, Talg und Schweiß bilden eine Schicht auf der Haut und reizen sie – Hautunreinheiten können entstehen. Erst die frisch gereinigte Haut kann sich optimal regenerieren und Pflegeprodukte wieder richtig in sich »aufsaugen«.

> **TIPP!** Auch wer sich nicht schminkt, sollte am Abend auf eine konsequente Reinigung achten, da sich tagsüber immer Hautfett, Schweiß, Abgase und Schmutz auf der Haut ansammeln.

Die Reinigung ist der wichtigste Pflegeschritt für die ganze Kosmetik. Die Zelllandschaft der Haut kann man sich wie eine Ziegelmauer vorstellen, auf die man von oben blickt. Die Ziegel sind die Zellen und zwischen den Ziegeln befindet sich eine Art Mörtel: die Zwischenzellsubstanz.

✳ **Die Zwischenzellsubstanz** verbindet – wie bei einer Mauer – die Zellen miteinander. Dank ihres Einsatzes entsteht der Zellverbund überhaupt erst. Darüber hinaus ist sie von essenzieller Bedeutung für die Haut. Ohne Zwischenzellsubstanz würde das Hautgebäude schlichtweg zusammenfallen.

Was bewirkt die Zwischenzellsubstanz?

- Sie sorgt dafür, dass die Zellen untereinander kommunizieren können. Nur wenn sie sich als leitfähige Substanz in der Mitte befindet, sozusagen als Ver-Mittler, können die Zellen miteinander Kontakt aufnehmen. Das Kommunizieren der Zellen untereinander ist überlebenswichtig! Eine Zelle muss einer anderen vermitteln können, wie es ihr geht, was sie braucht, was eben »gerade so los ist«. Gesundheit zeigt sich auch in einer reibungslosen und störungsfreien Kommunikation der Zellen miteinander – unter der Aufsicht der Schaltzentrale Gehirn. Wenn in der Kommunikation der Zellen Funkstille herrscht, ist der gesamte Organismus gestört.

- Zellen kommunizieren nicht nur, sie tauschen sich auch stofflich aus. Wenn einer Zelle etwas fehlt, kann sie das Fehlende eventuell von einer anderen bekommen. Die Zwischenzellsubstanz dient hier als Bote oder Fähre, die wie auf einem Fluss den benötigten Stoff von der einen zur anderen Zelle schwemmt.

- Wer Pflanzen zu gießen vergisst, wird sehr bald schon einen verschrumpelten, trockenen, bröseligen, traurigen Krümelhaufen ernten. Genauso ergeht es auch der Zwischenzellsubstanz, die ausgehungert wurde. Sie schrumpft, bricht zusammen und kann keine Botschaften mehr übermitteln und keine wertvollen Stoffe mehr dorthin bringen, wo sie dringend benötigt werden.

- Dieses innere Geschehen ist außen sichtbar: Falten bilden sich auf der Haut. Die Zwischenzellsubstanz schenkt unserer Haut Elastizität, und wo sie fehlt, kann es von extremer Faltenbildung bis hin zum Einreißen der Haut kommen.

- Die Zwischenzellsubstanz wirkt bis auf die Hautoberfläche: Zusammen mit dem Schweiß bildet sie einen natürlichen Hautschutz, der das Eindringen von Bakterien und Keimen verhindert. Die Zwischenzellsubstanz ist also das beste Vorbild für jede Pflege.

Eine Creme, die die Eigenschaften der Zwischenzellsubstanz in sich vereinigen könnte, wäre ein phänomenales Wundermittel, dessen Versprechen keine bloßen Versprechen blieben. So träumt jeder Kosmetikhersteller vom perfekten Nachbau der Zwischenzellsubstanz. Dies ist und bleibt ein Traum. Selbst wenn man für eine entsprechende Creme 500 Euro bezahlen würde, erhielte man dennoch nur einen mageren Abklatsch von den Eigenschaften der Zwischenzellsubstanz, von der bis heute nicht einmal alle Bestandteile bekannt sind.

Außerdem ist die Zwischenzellsubstanz, wie bereits erwähnt, bei jedem Menschen ein bisschen anders. Es ist also sinnvoll, die kostbare Zwischenzellsubstanz bei Laune zu halten. Imitieren können wir sie nicht – aber wir können sie pfleglich behandeln, indem wir ihr nichts zumuten, was sie schädigt. Und so landen wir wieder bei der Reinigung, denn hier werden viele Fehler gemacht, die die Zwischenzellsubstanz angreifen und herauslösen.

Wer bei der Reinigung Produkte wählt, die schäumen, wählt damit eine Vielzahl von oft aggressiv wirkenden Emulgatoren. Starkes Schäumen verrät den Emulgator – und der löst die Zwischenzellsubstanz aus ihrem Verbund. Um sich das vorzustellen, kann man an die Reinigung von Wäsche denken: Ein Fettfleck würde auch bei der 90-Grad-Wasserwäsche hartnäckig im Stoff bleiben. Es braucht einen Emulgator – wie zum Beispiel Tenside –, damit er sich auflöst. Je mehr Schaum, desto größer der Reinigungseffekt.

Zurück zur Haut: Schmutz liegt praktisch nur auf der Oberfläche der Haut. Ein Emulgator jedoch dringt ganz tief ein – porentief sozusagen – und damit schießt man mit Kanonen auf Spatzen. Es ist nicht nötig, den Alltagsstaub mit einem scharfen Reinigungsmittel zu entfernen, das die wertvolle Zwischenzellsubstanz schädigt. Zwar legt die Haut dann eine Sonderschicht ein und produziert die Zwischenzellsubstanz nach – denn sie ist ja essenziell – doch das dauert eine Weile und in dieser Zeit herrscht Funkstille: Die Zellen können nicht kommunizieren, es findet kein Zellstoffwechsel statt. Um diesen bedrohlichen Zeitraum so schnell wie möglich zu überbrücken, füllt der Körper die Haut zuerst einmal mit minderwertiger Zwischenzellsubstanz auf.

Wer sich täglich mit extremer Reinigung scheinbar Gutes tut, setzt die Haut enorm unter Stress – sie schafft es nicht, die Zwischenzellsubstanz so schnell nachzubilden und trocknet aus oder reagiert überempfindlich. Eine angegriffene Zwischenzellsubstanz ist außerdem leicht von Bakterien zu erobern, die dann besonders gut in die Haut eindringen können.

Entzündungen und Pickel können sich ausbreiten oder eine fettige Haut kann entstehen, da es zum so genannten Rebound-Effekt kommt. Dann wird häufig erst recht aggressiv gereinigt: Die Haut wird immer schlechter.

✳ **Der Rebound-Effekt** Der Körper versucht, Defizite wieder auszugleichen. Bei der fettigen Haut bedeutet das, der Körper wird durch die aggressive Reinigung in die Irre geführt. Es wird ihm suggeriert, zu wenig Fett produziert zu haben, deshalb regt er die Fettproduktion nun stark an.

Der Haut-»Besitzer« wiederum sieht dies und denkt, noch gründlicher reinigen zu müssen, und greift zum höher dosierten alkoholhaltigen Gesichtswasser. So dreht sich die Spirale immer schneller. Der Ausstieg aus diesem ungesunden Karussell: Reinigen Sie mild und zart!

✳ **Der pH-Wert** wird durch Schweiß und Talg auf der Haut von ihr selber reguliert. Dieser daraus entstehende Säureschutzmantel ist deshalb so bedeutend, weil er, wie sein Name sagt, eine Schutzfunktion hat. Ein pH-Wert kann sauer, neutral oder alkalisch sein:

- pH 7 ist neutral
- pH < 7 ist sauer
- pH > 7 ist alkalisch oder basisch

Bei der gesunden Haut eines erwachsenen Menschen ist der pH-Wert leicht sauer und liegt bei etwa 5,5.

Wenn kein Talg und Schweiß vorhanden ist, lässt sich auch kein pH-Wert messen. Der Säureschutzmantel wirkt indirekt gegen mikrobakterielle Besiedlung und schützt die Haut vor Infekten, da bei einem leicht sauren pH-Wert optimale Lebensbedingungen für die normalen und für uns unschädlichen Keime herrschen. Wenn diese »guten« Keime zahlreich vorhanden sind, haben Angreifer wie Fremdmikroben keine Chance.

Leider kann der Säureschutzmantel leicht zerstört werden, sobald wir Reinigungsprodukte verwenden, die unsere Haut stark alkalisch oder basisch machen. Die Haut kann den Säureschutzmantel zwar wieder selbst herstellen – doch das dauert eine Weile, meist über eine Stunde, und in dieser Zeit ist unsere Haut stark anfällig für Infektionen und Keime, auch Pickel sprießen dann hemmungslos.

Womit sollte man seine Gesichtshaut am besten reinigen?

Morgens, wenn man nicht zu stark geschwitzt hat, reicht lauwarmes Wasser, abends, um den Schmutz des Tages zu entfernen, ist die Verwendung einer leichten, nicht schäumenden Reinigung ideal. Aggressive oder zu starke Reinigung führt zu einer Steigerung der Hautempfindlichkeit und ist daher nicht zu empfehlen.

Leitungswasser

Sehr oft wird Wasser morgens und abends als alleiniges Reinigungsmittel für das Gesicht verwendet. Die wasserlöslichen Schmutzstoffe werden damit zwar entfernt, aber alle fettlöslichen Ablagerungen wie Abgase, Ruß und Talgreste bleiben auf der Haut, reizen sie und Hautunreinheiten entstehen – schlimmstenfalls sogar Überempfindlichkeiten.

TIPP! Zu heißes Wasser sollte gemieden werden, da es die Neigung zu roten Äderchen verstärkt. Zu heißes Wasser öffnet zudem übermäßig die Poren, sodass die hauteigene Feuchtigkeit zu schnell verdunstet. Kaltes Wasser stellt jedoch auch keine Lösung dar, da sich durch zu kaltes Wasser die Äderchen stark zusammenziehen können, der Druck in den Gefäßen steigt und diese platzen können. Ideal ist es, die Haut mit lauwarmem Wasser zu waschen. Und sanft. Sehr sanft. Und liebevoll!

Seife

Die Reinigung mit Seife ist zwar die kostengünstigste Variante, birgt aber große Nachteile wie die Verschiebung des pH-Wertes (sogar nach gründlichem Entfernen der Seife herrscht immer noch ein pH-Wert von 7 bis 8). Er wird zwar von der Haut nach einer Weile wieder auf den natürlichen Wert von 5,5 reguliert, doch in der Zwischenzeit ist die Haut besonders anfällig, vor allem für Bakterien. Diese können insbesondere bei von Pickeln geplagter Haut zu einer extremen Verschlimmerung führen.

Bei Hautunreinheiten sollte auf Seife ohnehin strikt verzichtet werden, da sie verbleibende Rückstände bildet, die das Bakterienwachstum fördern. Seife wird aus Fett hergestellt, und die Fette, die in der Seife enthalten sind, bilden mit dem Kalk aus dem Wasser eine Schicht auf der Haut. Diese Schicht verschließt die Haut ein wenig, und auch, wenn man ein Gefühl porentiefer Reinheit hat, verbleibt eine Schicht auf der Haut. Unter dieser Schicht finden sich geradezu ideale Bedingungen für die Entwicklung von Hautunreinheiten und Pflegeprodukte können nicht richtig einziehen.

Zudem passiert es immer wieder, dass die Zwischenzellsubstanz tief herausgelöst wird und dies zum bereits beschriebenen temporären Stoffwechselstillstand führt. Durch die Verwendung von Seife wird die Haut rauer und ein natürliches Nachfetten reduziert, sodass auch ältere sowie zu Ekzemen und trockener Haut neigende Menschen Seife meiden sollten.

Syndets

Man erkennt ein Syndet daran, dass es schäumt. Alle flüssigen, schäumenden Reinigungsmittel sind Syndets.

Zwar wird bei der Verwendung eines Syndets der pH-Wert nicht so stark verschoben wie bei der Seife und es bildet sich auch keine Schicht auf der Haut. Doch die »porentiefe Reinigung« wirkt sich nachteilig aus, auch wenn sie oft als angenehm empfunden wird: Ein Syndet entfettet und reinigt eben nicht nur oben, sondern auch in den tiefen Hautschichten, wo kein Schmutz mehr vorhanden ist, und belastet somit unnötig, indem es die Zwischenzellsubstanz herauslöst. Zudem enthalten viele Syndets quellende Inhaltsstoffe, die Poren verstopfen können und Pickel begünstigen.

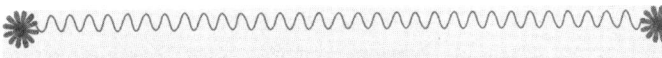

Kurz und gut

Die Inhaltsstoffe eines Reinigungsproduktes sind in der Regel nicht dazu gedacht, lange einzuwirken oder gar über Nacht auf der Haut zu bleiben. Ein Reinigungsprodukt ist für eine kurze Verweildauer auf der Haut konzipiert. Je länger ein Produkt auf der Haut bleibt, umso ungefährlicher und unschädlicher müssen seine Inhaltsstoffe sein. Vergessen Sie niemals den Verwendungszweck eines Produktes und waschen Sie alle Reinigungsmittel stets gründlich, sehr, sehr gründlich ab!

Reinigungsmilch, -creme & -öl

Diese Produkte stellen eine ideale Form der Reinigung dar, denn sie wirken sanft und schonend auf der Haut und säubern trotzdem äußerst gründlich. Sie bestehen aus einem wässrigen und einem Fettanteil sowie einem milden Emulgator.

TIPP! Man sollte nur von einer wirklichen Reinigungsmilch, einer Reinigungscreme oder einem Reinigungsöl sprechen, wenn es den Schaumtest bestanden hat: Versuchen Sie ein wenig von der Substanz mit etwas Wasser aufzuschäumen. Wo Schaum entsteht, kann nicht von Reinigungsmilch, Reinigungscreme oder Reinigungsöl ausgegangen werden – Sie benutzen dann eben doch ein Syndet.

Die Reinigungsmilch, -creme oder das -öl wird reichlich auf das trockene Gesicht aufgetragen und gut einmassiert. Nehmen Sie sich Zeit dafür – das gute Einmassieren ersetzt den Emulgator, sprich die Chemie, und beim Auftragen entfaltet sich die reinigende Wirkung. Das ist zwar ein bisschen aufwendiger, aber auch gesünder. Und wenn man sich daran gewöhnt hat, kann es auch Freude bereiten, sich selbst ein wenig zu verwöhnen und sich über das Gesicht zu streicheln – als zärtliche Belohnung nach einem langen Tag.

Diese Reinigungsprodukte werden auf das trockene Gesicht aufgetragen, damit fettige und wässrige Schmutzpartikelchen gelöst werden können. Würde man sie im nassen Gesicht verteilen, könnte zwar der wässrige Teil des Reinigungsmittels die wasserlöslichen Schmutzpartikel besser ablösen, doch der öllösliche Schmutz könnte vom öligen Teil der Reinigungscreme gar nicht mehr erreicht werden, da eine Wasserschicht dazwischen läge – die Reinigung wäre also nicht »perfekt«.

Nach dem Auftragen können Reinigungsprodukte dann mit Zellstoff grob entfernt werden, ehe man sie anschließend mit viel Wasser gründlich abspült – oder man verzichtet auf den

Zellstoff und beschränkt sich auf das Wasser. Egal, welche Variante Sie wählen: Wichtig ist das restlose Entfernen, selbst bei diesem milden Produkt.

Nach jeder Reinigung sollte ein Reinigungs- beziehungsweise Gesichtswasser verwendet werden. Das separate Entfernen des Make-ups ist nicht erforderlich.

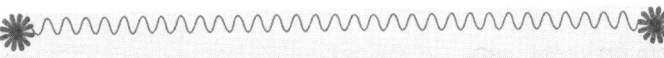

Abtrocknen

Die Haut ist ein äußerst empfindliches und sensibles Organ und möchte liebevoll behandelt werden – nicht wie ein Fußboden, den man rubbelt und schrubbt. Die Haut möchte auch nicht mit brettharten Frotteehandtüchern, die an Schmirgelpapier erinnern, malträtiert werden, weil sie eine solche Behandlung nicht nur überdehnt, sondern an ihrer Oberfläche sogar verletzt – und sie braucht lange, bis sie sich von solchen Attacken erholt hat. Die Haut möchte zärtlich behandelt werden. Am besten mit einem weichen Handtuch zart trocken tupfen. Keine Nässe stehen lassen, sonst könnte es zu Entzündungen kommen. Wer unter Hautunreinheiten leidet, sollte lieber ein Zellstofftuch zum Abtrocknen nehmen, das ist hygienischer, da es anschließend weggeworfen wird und sich keine Schmierinfektionen bilden können – außer, das Handtuch wird nach jeder Verwendung möglichst heiß gewaschen.

Tonisieren

Beim Tonisieren werden noch eventuell vorhandene Reste von der Reinigung entfernt und der pH-Wert wieder eingestellt. Die Haut wird so optimal auf die danach folgende Pflege vorbereitet.

Die Anwendung eines Gesichtswassers ist einfach: Es wird mit einem gut getränkten Wattepad über das ganze Gesicht geführt – und bitte spülen Sie anschließend nicht mit Wasser nach! Geachtet werden sollte hier auf den Alkoholgehalt, da hohe Alkoholkonzentrationen die Haut schnell austrocknen.

Die Verwendung eines Gesichtswassers ist besonders bei trockener und reifer Haut wichtig, da diese nach einer Reinigung sehr lange braucht, um ihren optimalen pH-Wert wiederzuerlangen.

Auch bei einer Neigung zu Hautunreinheiten sollte unbedingt ein Gesichtswasser verwendet werden, da während der Säureschutzlücke (siehe oben) ein für Bakterien besonders »angenehmes« Milieu herrscht.

Augen-Make-up-Entferner

Von elementarer Bedeutung ist das konsequente abendliche Abschminken der Augen. Am einfachsten ist das, wenn der Entferner auf ein Wattepad aufgetragen und kurz auf das Auge gehalten wird. So wird die Farbe besser angelöst und ist leicht zu entfernen – bitte ohne zu zerren und zu rubbeln.

Augen sind empfindlich!

Die Augen bestehen aus einem rein wässrigen Milieu, es enthält kein Fett. In normalen Reinigungsprodukten sind Emulgatoren oder Fette enthalten, um den fettlöslichen Schmutz zu entfernen. Wenn diese Emulgatoren oder Fette in die Augen gelangen, brennt es, deshalb konzipiert man in diesem sensiblen Bereich Reinigungsprodukte, die möglichst mild sind.

Alle Produkte, die an den Augen verwendet werden, unterliegen besonders strengen Vorschriften. In der Pharmazie sind sie steril oder zumindest keimarm. Wer sich nicht abschminkt, bereitet den Nährboden für Bakterien, die zu Reizungen und Infektionen an den Augen führen können.

Es sollte darauf geachtet werden, dass ein benutztes Pad und das Fläschchen mit dem Make-up-Entferner sich nicht berühren, da sonst Keime in das Behältnis gelangen könnten, die sich dort vermehren und beim nächsten Gebrauch zu Entzündungen der empfindlichen Augen führen könnten.

Falls noch Schminkreste unter den Augen vorhanden sein sollten, beseitigen Sie diese am besten zart mit einem mit Augen-Make-up-Entferner angefeuchteten Wattestäbchen.

Wässrige Augen-Make-up-Entferner sind für die Augen ideal, schwächeln aber manchmal, wenn es um die Entfernung von fetthaltiger, wasserfester Wimperntusche oder Kajal geht. Hier am besten auf ölhaltige Entferner oder Pads zurückgreifen.

Bitte beim Reinigen die Augen stets geschlossen halten und nie vergessen, zum Schluss mit normalem Augen-Make-up-Entferner nachzureinigen, um Öl und Fett zu entfernen und die Augen nicht zu reizen.

Vorsicht: Peeling!

Peeling-Produkte werden auf die Haut aufgetragen und mit den Fingern kreisend darauf verrieben, wodurch ein Schmirgeleffekt entsteht. Bei natürlichen Peelings finden zum Beispiel Schleifpartikel wie Mandelkleie, Seesand oder Ähnliches Verwendung. Sie sind spitz, zerkratzen die Haut und verletzen sie dabei auch großflächig, deshalb sind sie nicht zu empfehlen. Etwas milder wirken synthetische Peeling-Produkte mit industriell hergestellten Kügelchen.

In ihrer Wirkung oft nicht einzuschätzen sind so genannte chemische Peelings, auch als Mikro-Abrasion bezeichnet, was nichts anderes als ein »Abschleifen« der Haut bedeutet. Auch wenn diese Peelings aus Fruchtsäuren bestehen, haben sie nichts mit der sanften Frische von Früchten gemein, ganz im Gegenteil, die Oberfläche der Haut wird verätzt und komplett zerstört.

Danach schaut die Haut zwar rosiger aus und Falten sind weniger sichtbar, weil die Haut praller wirkt, doch das ist nur eine optische Täuschung: Es handelt sich nicht um eine junge, straffe, gut durchblutete, sondern um eine verwundete Haut. Prall ist sie nur, weil sie durch die Verletzungen anschwillt und die Durchblutung ist nur deswegen gut sichtbar, weil die Äderchen fast blank liegen. Eine dergestalt malträtierte Haut wird förmlich dazu gezwungen, sich rasch zu reparieren und zu regenerieren, um die Verletzungen zu heilen. Sie schießt ganz schnell sehr viele Zellen nach – und die Qualität bleibt dabei leider auf der Strecke. Um sich von einem Peeling zu erholen, braucht die Haut mindestens einen Monat.

Es gibt Menschen, die »gönnen« sich ein- bis zweimal pro Woche ein Peeling. Langfristig kann ihre Haut immer anfälliger und empfindlicher werden, geradezu ledrig, sie rötet sich, Entzündungen stellen sich ein und die Falten werden tiefer und tiefer. Die Haut mancher Peelingopfer ist so extrem empfindlich, dass sie nicht einmal mehr Leitungswasser verträgt.

TIPP! Schälkuren mit Vitamin-A-Säure, Fruchtsäure oder Enzymen sind nur nach Absprache mit dem Hautarzt ratsam. Die meisten Präparate verätzen die Haut und zerstören die wichtige Kittsubstanz zwischen den Zellen. Sie sollten nur bei krankhaften Hautveränderungen und unter ärztlicher Aufsicht eingesetzt werden.

Ein Peeling stellt für jede Haut eine Belastung dar und ist besonders für empfindliche und zu roten Äderchen (Teleangiektasien) neigende Haut tabu. Auch bei Pickeln und Akne sollte von Peeling Abstand genommen werden. Solche tiefliegenden Verunreinigungen lassen sich durch ein Peeling nicht entfernen und sichtbare Eiterpartikel gelangen durch das Verreiben leicht in andere Poren, wo dann neue Pickel entstehen (Schmierinfektion).

Statt eines Peelings genügt es völlig, sich täglich mit einem Handtuch sanft abzutrocknen. So können die auf der Haut liegenden Verhornungen schonend entfernt werden – ganz ohne zu rubbeln!

Die tägliche Pflege

Die tägliche Pflege ist wichtig für die Gesunderhaltung der Haut und dafür, einen unerwünschten Hautzustand zu verändern. Bedauerlicherweise wird von vielen Dermatologen die kosmetische Pflege als unnötig oder sogar schädigend angesehen, was sicherlich auch auf die oft haarsträubenden Werbeaussagen und die häufig verwendeten, modischen Inhaltsstoffe (ohne fundierte Nachweise der Wirksamkeit oder Verträglichkeit) der Kosmetikindustrie zurückzuführen ist. Eine große Rolle bei der Skepsis der Dermatologen spielen aber auch die in Fertigprodukten enthaltenen Konservierungs- und Parfümstoffe – und damit haben sie recht. Diese Stoffe schaden der Haut!

Eine vernünftige Pflege mit wertvollen Inhaltsstoffen jedoch verwöhnt und erfrischt die Haut auf gesunde Weise und kann fast jedes Hautbild verbessern. Sie sollte optimal auf den aktuellen Hautzustand abgestimmt sein und mindestens einmal täglich im Gesicht und bei täglichem Duschen oder Baden auf den gesamten Körper aufgetragen werden.

Aufbauende Pflege kann so oft wie gewünscht genossen werden. Manche Menschen glauben, sie würden ihre Haut »überpflegen«. Doch eine Haut ist nicht zu überpflegen, sie nimmt nur das auf, was sie braucht, vorausgesetzt, es ist auf die Haut abgestimmt. Das Gleiche gilt für die fehlerhafte Annahme, wer in jungen Jahren damit beginne, sich zu pflegen, würde schneller altern, da sich die Haut dann nicht mehr »anstrengen« würde. Das ist schlichtweg Unsinn. Die richtige Pflege tut immer gut. In jedem Alter! Es ist wohl eher eine Frage der Wertschätzung: Wie viel Aufmerksamkeit, Achtung und Achtsamkeit bringt man sich selbst entgegen?

TEIL 2

Selbst hergestellte Produkte

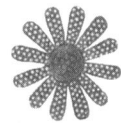

Das sollten Sie beachten

Die Grundregeln für
Verarbeitung & Aufbewahrung

Hygiene: die GMP-Regel

Einige wichtige Grundregeln sollten bei den folgenden Rezepturen auf jeden Fall beachtet werden. Sie erleichtern die Herstellung und erhöhen die Qualität der Produkte. Mit ihnen erreichen Sie auch eine maximale Haltbarkeit bei minimaler Konservierung.

Der wichtigste Punkt bei selbst hergestellten Kosmetikprodukten ist die Hygiene. In der Industrie gelten hierfür strenge Richtlinien, die eine Einschleppung von Keimen in das Produkt verhindern sollen. Die Qualität der Produkte in diesem Buch resultiert auch daraus, dass es eben kein Missverhältnis von Konservierungsstoffen zuungunsten von Wirkstoffen gibt – wie bei industriell gefertigten Produkten.

Das bedeutet aber zugleich, dass die Hygiene absolut im Vordergrund stehen muss, da unkonservierte Produkte anfälliger für Bakterien sind. Doch keine Angst, die Einhaltung der Hygieneregeln ist nicht kompliziert oder anstrengend, und wenn man es einige Male gemacht hat, läuft es wie geschmiert!

Auf folgende Punkte ist bei der Herstellung von Kosmetik zu Hause zu achten:

✳ Die Arbeitsflächen und -geräte sollten möglichst glatt sein. Alles, was man verwendet, sollte eine möglichst glatte und nicht poröse Oberfläche haben und nicht zerkratzt sein. Gefäße mit Poren, Rissen oder Kratzern können nicht mehr vollständig gereinigt werden, denn in den Rissen oder Kratzern können sich Keime und Bakterien verstecken. Je glatter ein Material ist – wie Glas oder Metall –, umso besser, denn hier finden Bakterien und Keime keinen Unterschlupf. Viele Kunststoffe und vor allem poröse Oberflächen wie Holz bieten dagegen Bakterien eine hervorragende Spielwiese.

✳ In den Rezepturen werden häufig stark färbende Zutaten wie ätherische Öle, Pflanzenextrakte oder Tinkturen verwendet, die bei versehentlichem Verschütten Flecken entstehen lassen. Sorgen Sie deshalb hier vor und schützen Sie gegebenenfalls die Arbeitskleidung und -fläche.

✳ Geräte, Arbeitsfläche, Gefäße und Hände sollten gründlich gereinigt sein und vor der Benutzung sorgfältig mit Alkohol (70-prozentigem Isopropylalkohol) gesäubert werden. Optimal ist es, wenn man die Gefäße nur für diesen Zweck und nicht auch noch zum Kochen verwendet. Die Reinigung erfolgt durch gründliches Abspülen mit Spülmittel. Spülmittelreste sollten sorgfältig mit viel Wasser entfernt, gewissenhaft mit einem frischen Tuch abgetrocknet und alle verwendeten

Geräte und Gefäße soweit möglich mit Alkohol nachgereinigt werden. Wichtig ist es, dass vor jeder Benutzung das Arbeitsmaterial mit einem alkoholgetränkten Küchentuch gereinigt wird. Warten Sie im Anschluss bitte ein, zwei Minuten, bis der Alkohol komplett verdunstet ist – dann kann es losgehen. Desinfizieren Sie niemals im Voraus, sondern immer erst kurz vor der Herstellung der Kosmetik, sonst können sich bis zur Herstellung doch wieder Keime einnisten. Alles sollte ganz frisch sein – genau wie das Endprodukt.

❋ Manche Gegenstände sind schwierig zu reinigen – zum Beispiel Flaschen. Füllen Sie hier bitte ein wenig Alkohol ein und schütteln Sie kräftig, stellen Sie die Flasche dann so lange auf den Kopf, bis der Alkohol komplett verdunstet ist. Schließlich sollen keine Alkoholreste in die Kosmetikprodukte gelangen. Selbstverständlich können Sie die Arbeitsgeräte auch in der Spülmaschine reinigen, aber bitte achten Sie darauf, dass keine Reste von Spülmittel verbleiben, und vergessen Sie auch hier das Nachreinigen mit Alkohol nicht.

❋ Es sollten so wenig Gefäße/Behältnisse wie möglich benutzt werden, um die Gefahr einer Verunreinigung durch ständiges Umfüllen so gering wie möglich zu halten. Verwenden Sie aus hygienischen Gründen keine Arbeitsgeräte aus Holz.

❋ Wer an einer Infektionskrankheit oder einer offenen Verletzung leidet, sollte mit der Herstellung warten, bis eine Einschleppung von Keimen in die Produkte ausgeschlossen ist.

✳ Wer ganz professionell sein möchte, kann gerne Häubchen, Mundschutz und Handschuhe anlegen. Bitte streicheln Sie auch damit weder Hund noch Katze!

✳ Berühren Sie das Produkt niemals mit den Fingern, sondern nur mit desinfizierten Arbeitsgegenständen!

Diese Verhaltensregeln sind weltweit unter der Bezeichnung GMP-Regeln bekannt: Gute Manieren beim Praktizieren.

Herstellung

Alle Rezepturen können in der Küche ohne besondere Gerätschaften und Extra-Anschaffungen hergestellt werden.

✳ Bei der Herstellung selbst sollte möglichst zügig gearbeitet und die fertigen Produkte sollten schnell abgefüllt und dicht verschlossen werden.

✳ Wird Wasser für die Rezeptur benötigt, sollte es immer destilliertes Wasser sein, das für jede Rezeptur frisch abgekocht wird. Hygienisch einwandfreies Wasser sollte mindestens fünf Minuten lang kochen.

✳ In den Rezepturen ist öfter von Alkohol die Rede – zum Reinigen oder als Inhaltsstoff. Es gibt jedoch wesentliche Unterschiede zwischen den einzelnen Alkoholarten. Zum Reinigen und Desinfizieren eignet sich am besten der preisgünstige Isopropylalkohol in einer Konzentration von 70 Prozent. Als Inhaltsstoff ist der teurere »reine Alkohol« (Ethanol) zu bevorzugen, da er keine Vergällungsmittel enthält. Dies ist besonders wichtig bei der Herstellung von Produkten, die beim Gebrauch mit den Schleimhäuten – Augen oder Lippen – in Verbindung kommen. Auch bei Rezepturen für Kinder oder ältere Menschen und auch bei empfindlicher Haut am besten nur reinen Alkohol verwenden.

✳ Die in den Rezepturen angegebenen Mengen müssen nicht ganz exakt eingehalten werden. Eine Ausnahme bilden die angegebenen Mengen für Zitronensäure oder ätherische Öle: Diese Substanzen sind in den beschriebenen Mengen sehr gut verträglich, sollten jedoch nicht überdosiert werden! Lassen Sie deshalb eventuell schon beim Kauf die exakte Menge abwiegen.

Haltbarkeit – Verpackung – Lagerung

✳ Die Haltbarkeit der einzelnen Produkte ist sehr unterschiedlich und deswegen in den einzelnen Rezepturen immer angegeben. Prinzipiell kann die Haltbarkeit durch möglichst keimarme Ausgangsstoffe, hygienisches Arbeiten, eine geeignete Verpackung und Lagerung sowie eine sorgfältige Entnahme deutlich verbessert werden. Aus diesem Grund ist die in den Rezepturen angegebene Herstellungsmenge relativ gering und sollte nach Bedarf sogar noch verkleinert werden. Bitte stellen Sie nichts auf Vorrat her, sondern fertigen Sie lieber immer wieder frisch.

✳ Das Aufbewahrungsgefäß sollte vorher gereinigt und für die Rezeptur geeignet sein. Es muss dicht schließen und günstigstenfalls den Inhalt vor Licht schützen. Glasgefäße sind zwar hygienischer, jedoch wegen des hohen Gewichts und der Zerbrechlichkeit nicht unbedingt beliebt. Gute Alternativen sind Plastikgefäße. Bei der Gefäßform sollte auf die Möglichkeit einer hygienischen Entnahme geachtet werden, sehr empfehlenswert sind Dosierspender, Pipettenflaschen oder Ähnliches.

✳ Bei einem einfachen Gefäß eignet sich ein kleiner Spatel optimal zum Entnehmen. Reinigen Sie den Spatel bitte vor der Benutzung, dafür genügt notfalls auch Wasser. Wer mit den Fingern in die Creme tupfen möchte: Bitte vorher die Finger gründlich waschen. Fassen Sie niemals mit schmutzigen Fingern in einen Cremetopf!

✳ Alle Ausgangsstoffe und auch die fertigen Rezepturen sollten immer möglichst hygienisch einwandfrei, dicht verschlossen, vor Licht- und Sonneneinstrahlung geschützt und kühl gelagert werden. Weitere Besonderheiten sind bei den einzelnen Rezepturen angegeben. Die Inhaltsstoffe sind zwar risikoarm gewählt, bewahren Sie die Zutaten und Rezepturen aber auf jeden Fall außerhalb der Reichweite von Kindern auf und schützen Sie sie so vor einer versehentlichen Einnahme.

Geeignete Arbeitsmaterialien

Geräte & Gefäße

✳ **Grundsätzliches** Alle Geräte und Gefäße, mit Ausnahme der Rührschüssel, sind meist in jeder Küche vorrätig. Prinzipiell ist darauf zu achten, dass die ausgewählten Hilfsmittel hitzebeständig sind und keine chemischen Substanzen an die Kosmetikprodukte abgeben, d. h., indifferent sind. Metall und Glas sind ideal, glasiertes Tongeschirr vom Wühltisch ist weniger geeignet. Bitte denken Sie auch daran, dass einige Inhaltsstoffe stark färben und die verwendeten Arbeitsmaterialien eventuell dauerhaft verfärbt werden können.

Nachfolgend beschreiben wir zuerst das wichtigste Handwerkszeug, im Anschluss schlagen wir eine Basisausrüstung (Anfänger-Kit) sowie eine weiterführende Ausrüstung (Fortgeschrittenen-Kit) vor und stellen Ihnen in einer Einkaufsliste einige häufig zu verarbeitende Zutaten zusammen.

✳ **Rührschüssel** Am besten sind mikrowellenfeste Rührschalen, wie sie in Apotheken verwendet werden. Sie sind aus robustem, hitzebeständigem, glattwandigem Kunststoff, werden mit dem Pistill (Stößel) zum Mischen und Erwärmen (zum Beispiel im Wasserbad) der Rezepturen verwendet und sind erhältlich in Apotheken oder Laborbedarfs-Geschäften (oft unter der Fachbezeichnung »Fantaschale und Pistill«) – eine Anschaffung, die sich bei häufigem Anmischen durchaus lohnt. Die Kosten liegen bei etwa 28 Euro (siehe Seite 75).

Eine preiswerte Alternative für größere Mengen sind Teigrührschüsseln, die jedoch nicht durch Rühren mit dem elektrischen Mixer aufgeraut sein dürfen. Für kleinere Mengen eignen sich auch Glasschälchen. Runde Formen sind zu bevorzugen, da hier die Substanzen besser entnommen werden können und das Mischen prinzipiell leichter ist als bei einem Gefäß mit Ecken und Kanten.

Leider gibt es für ein Pistill keine wirklich gute Alternative. Eventuell eignen sich auch kleine Kunststoffkochlöffel oder, bei flüssigeren Rezepturen, Mini-Handschneebesen wie zum Cocktailmixen.

✳ **Rührstab oder Mixer** Bei einigen Rezepturen ist intensives Rühren notwendig, um eine geschmeidige, homogene Rezeptur zu erhalten – in Ausnahmefällen immer wieder bis zu 20 Minuten lang. Ein elektrisches Rührgerät ist hier eine wahre Freude!

✳ **Schaber** Schaber werden zum Abschaben der Substanzen von der Gefäßwand verwendet. Hierzu eignen sich Teigschaber oder neue, schräg abgeschnittene Spielkarten, verwenden Sie diese jedoch bitte immer nur einmal und desinfizieren Sie sie vor dem Gebrauch: Wischen Sie einfach mit einem in Alkohol getränkten Küchentuch darüber.

✳ **Gläser** Verwenden Sie möglichst transparente, hitzebeständige Gläser (Jenaglas) zum Mischen von Flüssigkeiten. Wählen Sie stets ein größeres Glas aus, als die abzuwiegende Menge ausmacht, um ein Überlaufen beim Rühren zu verhindern. Die in Laborbedarfs-Geschäften angebotenen »Bechergläser« verfügen über eine Milliliteranzeige und eine Ausgusshilfe, was das Arbeiten sehr erleichtert.

Es kann auch jedes andere hitzebeständige Glas verwendet werden, es sollte jedoch transparent sein, um das vollständige Lösen der Substanzen in einer Flüssigkeit kontrollieren zu können. Zum Lösen eignet sich optimal ein Glasstab, der in jeder Größe im Laborbedarfs-Geschäft erhältlich ist. Der Preis liegt je nach Größe bei etwa zwei Euro.

✳ **Besteck** Verschiedene Löffel – Tee-, Ess-, Suppen- oder Eierlöffel –, aber auch Messer sind zum Einwiegen, Umrühren oder Abmessen geeignet.

Verwenden Sie bitte keine Silberlöffel, sondern Cromarganoder Porzellanlöffel. Sehr hilfreich sind langstielige Löffel oder eben Glasrührstäbe.

Holzlöffel sind aus hygienischen Gründen nicht für die Herstellung geeignet, da sie schlecht zu reinigen und zu desinfizieren sind und sich im Holz Keime besonders leicht halten. Auch Gabeln sind schlecht zu reinigen, da sich zwischen den Zinken gerne Reste festklammern.

✳ **Trichter und Pipette** Beim Ab- oder Umfüllen von Flüssigkeiten hilft ein Trichter und bei kleineren Mengen eine Plastikspritze. Plastikspritzen bekommt man in jeder Größe in der Apotheke. Für kleine Flüssigkeitsmengen eignen sich auch hervorragend Pipetten.

✳ **Herdplatte, Wasserkessel, Wasserkocher, Kochtopf, Küchentücher** Einige Rezepturen müssen erhitzt werden. Hierfür eignet sich ein Wasserbad oder die Mikrowelle. Achten Sie bei der Benutzung der Mikrowelle auf geeignete Gefäße und stellen Sie die Temperatur lieber etwas niedriger (und mit etwas mehr Zeit) ein. Rühren Sie zwischendurch immer wieder um, da manche Inhaltsstoffe bei hohen Temperaturen ihre Wirkkraft verlieren.

Saubere Küchentücher und die besonders praktischen Papiertücher sind für ein einfaches, problemloses Arbeiten unentbehrlich – selbst bei viel Routine kann schnell etwas verschüttet werden.

Wiegen – Verpacken – Einkaufen

✳ **Wiegen und Messen** Für alle mittleren bis größeren Mengen genügt eine herkömmliche Küchenwaage. Bei kleineren Mengen ist die Einteilung der Küchenwaage meist zu ungenau. Hier kann man auf eine Briefwaage zurückgreifen.

Wer sich eine neue Waage anschaffen möchte, sollte darauf achten, dass der Wägebereich nicht zu klein ist. Optimal wäre eine Waage, die in 0,1-Gramm-Schritten bis 400 Gramm wiegt. Bitte denken Sie daran, dass auch hier das Gewicht des Gefäßes mit dem Produkt zusammen nicht schwerer als der angegebene Wägebereich sein darf.

Zum Abmessen von Flüssigkeiten benutzen Sie am besten einen Messbecher mit Milliliterangabe (Skala). Hier kann man für alle angegebenen Rezepte die Grammangabe mit der Milliliterangabe gleichsetzen. Doch man sollte bedenken, dass beispielsweise Alkohol eine geringere Dichte als Wasser hat: 100 ml Wasser haben weniger Volumen als 100 ml Alkohol.

Für kleine Mengen Flüssigkeit wie Tropfen eignen sich vortrefflich Pipetten oder Tropfeinsätze, die auf kleinere Flaschen aufgeschraubt werden. Beides gibt es auch in der Apotheke.

TIPP! Achtung bei abzukochendem Wasser: Wiegen Sie am besten die benötigte Menge zuerst einmal grob ab – lieber etwas mehr als zu wenig –, kochen Sie es dann ab und wiegen Sie es erst zum Schluss, denn Wasser verdunstet beim Kochen nicht unerheblich.

❋ **Verpackung** Es können je nach Rezeptur alle gereinigten alten und neuen Cremedosen oder Töpfchen, Kunststoffflaschen und Glasflaschen verwendet werden. Alle Gefäße sollten absolut sauber und fest verschließbar sein. Einfache und praktische Gefäße gibt es günstig in der Apotheke. Es ist hilfreich, mit einigen apothekenüblichen Bezeichnungen vertraut zu sein, um die gewünschten Behältnisse zu bekommen.

Kunststoff-Cremedosen gibt es in den Größen 5 ml, 10 ml, 20 ml, 30 ml, 50 ml, 75 ml, 100 ml, 200 ml, 300 ml, 500 ml und 1000 ml. Diese Dosen werden als Kruken bezeichnet. Es gibt

Pi mal Daumen

Sollte keine Waage vorhanden sein, finden Sie nachfolgend einige Maßangaben, die die Arbeit erleichtern. Die Mengenangaben in diesem Buch dienen nur als Anhaltspunkt und müssen nicht unbedingt absolut exakt dosiert werden. Ausnahme: Zitronensäure und ätherische Öle!

- 1 Messerspitze entspricht in etwa 0,1 bis 0,5 g
- 1 Teelöffel entspricht in etwa 5 g oder 5 ml
- 1 Dessertlöffel entspricht in etwa 10 g oder 10 ml
- 1 Suppenlöffel entspricht in etwa 15 g oder 15 ml
- 1 Schnapsglas entspricht in etwa 20 ml, 40 ml oder 50 ml, je nach Markierung
- 1 Kaffeetasse entspricht in etwa 150 g oder 150 ml

auch Dosen mit einem verschiebbaren Boden, die wie eine Tube benutzt werden. Sie sind zwar hygienischer, dafür aber auch etwas teurer und nicht in jeder Apotheke vorrätig. Sie heißen Unguatorkruken und sehen nicht so verschroben aus, wie sie klingen! Manche finden es leichter, eine Creme selbst herzustellen, als dieses Wort auszusprechen ...

Dunkle Glasflaschen bekommt man ebenfalls in den angegebenen Größen unter der Bezeichnung »Medizinflaschen« oder »Tropfflaschen«. Flaschen mit aufgesetzter Pipette heißen »Pipettenflaschen«; möchte man die Pipette einzeln, verlangt man eine »Pipettenmontur«.

Weitere praktische Verpackungen sind Sprühflaschen, Dosierspender oder Applikatorfläschchen, die allerdings nicht in jeder Apotheke vorrätig sind.

Schönere, aufwendige Gefäße sind in Spezialläden oder auch häufig in Glas- und größeren Haushaltswarengeschäften zu bekommen.

TIPP! Bitte reinigen Sie auch frisch gekaufte Behältnisse stets mit Alkohol. »Neu« heißt nicht unbedingt »sauber«!

✳ Anfänger-Kit

Zum Anrühren der Fett-Phase, wenn es cremig wird:

- Kompott-Glasschale, am besten aus feuerfestem Glas oder für die Mikrowelle geeignet, Fassungsvermögen je nach Rezeptur etwa 700 ml
- Kochlöffel
- Teigschaber oder halbrund zugeschnittenes Kartenblatt

Zum Anrühren der wässrigen Phase oder einer flüssigen Öl-Phase:

- 2 hitzebeständige Trinkgläser
- 1 Schnapsglas, geradewandig, nicht zu eng
- Teelöffel, langstielig
- kleine Löffelchen (Mokkalöffel) zum Entnehmen und Abwiegen kleiner Mengen der Substanzen

Zum hygienischen Arbeiten:

- 200 ml Isopropylalkohol, 70 % (Apotheke oder Drogerie)
- Küchentücher oder Kosmetiktücher
- Messer (zur hygienischen Entnahme der Grundstoffe)

Außerdem:

- Küchenwaage oder – falls vorhanden – Briefwaage
- Herdplatte mit wassergefülltem Topf (Wasserbad) oder Mikrowelle

✳ **Fortgeschrittenen-Kit**

Zum Anrühren der Fett-Phase, wenn es cremig wird:

- Reib-/Fantaschale aus mikrowellenfestem Kunststoff, 15 cm Durchmesser (etwa 16 Euro)
- Pistill aus Melanin, 16 cm (Achtung: besser nicht in die Mikrowelle stellen, gibt es aber auch extra mikrowellenfest, etwa 12 Euro)
- Kartenblatt (60 Stück, etwa 8 Euro, oder selber zuschneiden)

Zum Anrühren der wässrigen Phase oder einer flüssigen Öl-Phase:

- Becherglas, niedrige Form, 50 ml (etwa 6 Euro)
- 2 Bechergläser, niedrige Form, 250 ml (etwa 7 Euro)
- Glas-Rührstab, 15 cm (etwa 2 Euro)

Zur hygienischen Entnahme der Grundstoffe:

- Spatel, groß, 12,5 cm Klingenlänge (etwa 7 Euro)

- Spatel, klein, oder kleiner Löffel (Laborlöffel, klein), eventuell 2–3 Stück (pro Stück etwa 4 Euro)

Alle Arbeitsmittel lassen sich über den Wepa-Apothekenbedarf bestellen (Adresse siehe Anhang). Oder Sie bitten in einer Apotheke darum, die Materialien zu bestellen. Die oben genannten Preise beinhalten keine Portokosten. In Apotheken werden etwa 40 Prozent auf die genannten Preise aufgeschlagen.

Zum hygienischen Arbeiten:

- 200 ml Isopropylalkohol, 70 % (Apotheke oder Drogerie)
- Küchentücher oder Kosmetiktücher

Außerdem:

- Küchenwaage oder Briefwaage, optimal sind 0,1 g Genauigkeit und ein Wägebereich bis 1 kg (muss Gewicht des Gefäßes und der Rezeptur entsprechen)
- Herdplatte mit wassergefülltem Topf (Wasserbad) oder Mikrowelle

Einkaufsliste

Basiszutaten, die fast in jeder Rezeptur vorkommen:

- Aloe-vera-Gel
- Basiscreme DAC
- Destilliertes Wasser
- Dexpanthenol
- Glycerin
- Harnstoff
- Zitronensäure

Basiszutaten, die häufig vorkommen:

- Alkohol 90 % (Ethanol 90 %)
- Hamameliswasser
- Jojobaöl
- Kampfer
- Mandelöl
- Meersalz
- Nachtkerzenöl
- Orangenblütenwasser
- Salbeiextrakt oder -tinktur
- Traubenkernöl
- Tween 80
- Vitamin E
- Zitronenöl

Behältnisse zum Abfüllen der Pflegeprodukte:

- Cremetöpfe, möglichst dicht verschließbar
- Spender/Dosierspender
- Fläschchen mit Tropfeinsatz, Pipettendeckel oder Schraub-verschluss, je nach Einsatz

Zutaten und Grundstoffe

Bezugsmöglichkeiten und Preise

Alle angegebenen Inhaltsstoffe sind in Apotheken erhältlich und hochwertig und rein, da sie auch zur Arzneimittelherstellung verwendet werden. Entsprechend eignen sie sich bestens für Kosmetik- und Hautpflegeprodukte. Sollte Ihnen ein Stoff einmal unbekannt sein, bietet die Tabelle mit den Synonymbezeichnungen im Anhang (siehe Seite 241) praktische Hilfe.

Natürlich können viele Inhaltsstoffe auch in Reformhäusern oder Fachgeschäften gekauft werden. Bitte achten Sie jedoch darauf, dass es sich hierbei um Mischungen handeln kann und keine prinzipielle Garantie auf die Reinheit und den Wirkstoffgehalt gegeben wird.

Leider sind die Mitarbeiter in Apotheken oftmals nicht so begeistert wie diejenigen, die Kosmetik selber herstellen, und reagieren manchmal ein wenig zäh, wenn einkaufsfreudige Kleinproduzenten 20 Tropfen von dieser und 2 Gramm von jener Grundlage verlangen. Kleine Mengen erfordern einen hohen Arbeitsaufwand. Zudem müssen Apotheken größere Mengen bestellen. Wenn ein Kunde 2 Gramm möchte, beträgt die kleinste Liefermenge vielleicht dennoch 100 g.

Deshalb behaupten manche Apotheker, sie hätten etwas Bestimmtes nicht auf Lager oder könnten es nicht bestellen.

Dann muss man eben entweder freundliche Überzeugungs-
arbeit leisten oder die Apotheke wechseln. Oder man erkun-
digt sich, ab welchen Mengen man die jeweilige Substanz bekommen kann. Ob und wie entgegenkommend Ihre Wünsche
erfüllt werden, hängt von vielen Faktoren ab: von der Tages-
laune des Personals, von den Verhaltensregeln, die eine Ge-
schäftsleitung ausgibt, und nicht zuletzt und in nicht uner-
heblichem Maße vom persönlichen Verhandlungsgeschick.
Wir meinen jedoch, dass es kein Problem darstellen sollte, an
die Zutaten heranzukommen!

Auch die Preise variieren stark, obwohl sich die Apotheken
an einen bestimmten Regelsatz halten sollten – ein Vergleich
lohnt sich. Aus diesem Grund dienen unsere Preisangaben in
den Rezepturen auch nur als Anhaltspunkt. Die in den Rezepturen angegebenen Preise sind auf die tatsächlich verwendeten Mengen der Inhaltsstoffe bezogen und beinhalten keine
dazu erforderlichen Abgabegefäße. Daher lautet unser Rat:
Bringen Sie gereinigte Gefäße zum Abfüllen in die Apotheke
mit, da dies einen erheblichen Teil der Kosten ausmacht.

Beschriften Sie diese Gefäße am besten schon vorher, dann
spart man dem Apothekenpersonal Arbeit und zeigt guten
Willen. Ein vollständiges Anfertigen der Rezeptur in der Apotheke wird selbstverständlich extra berechnet.

Die Komplettpreise für die fertiggestellten Produkte sind
durch die eigene Herstellung sehr preisgünstig und liegen zwischen zwei und zehn Euro pro Rezeptur. Trotz des niedrigen
Preises werden die Rezepturen in ihrer Wirksamkeit von In-
dustrieprodukten nur selten übertroffen.

Anwendung und Verträglichkeit

Die Anwendung eines Produkts ist je nach Rezeptur unterschiedlich und deshalb bei allen Produkten einzeln angeben. Die Rezepturzusammensetzungen sind so gewählt, dass die Kosmetik beliebig oft genossen werden kann.

Bei der Verträglichkeit spielt die Kenntnis der genauen Zusammensetzung eine große Rolle. Wenn man eine Creme selbst herstellt, weiß man auch genau, welcher Stoff wie hoch darin dosiert ist, und kann bei bekannten Allergien entsprechende Alternativen wählen. Das Restrisiko einer Unverträglichkeit oder das Auftreten einer noch nicht bekannten Allergie bleibt dabei jedoch immer bestehen.

Alle aufgeführten Inhaltsstoffe sind mit großer Sorgfalt ausgesucht und in der Regel sehr gut verträglich. Grundsätzlich kann jedoch niemals von einem Produkt behauptet werden, dass eine Allergie ausgeschlossen ist, auch nicht bei den oft als »antiallergisch« ausgewiesenen Fertigprodukten.

Um sicherzugehen, sollte – besonders bei empfindlicher Haut – vor der ersten Verwendung die Verträglichkeit mit einer geringen Menge der Zubereitung vorsichtig getestet werden, am besten in der Armbeuge oder an der Innenseite des Unterarms. Sollte es zu Rötungen oder Juckreiz kommen, ist dies eine klare Antwort der Haut: »Nein, dieses Produkt will ich nicht!«

Wirkung

Aufgrund der frischen Zubereitung sind alle verwendeten Stoffe nicht abgelagert, sondern hoch wirksam. Die Inhaltsstoffe wurden nach pharmazeutischen Gesichtspunkten ausgewählt und sind in ihrer Wirkung anerkannt. Bei der Entwicklung der Rezepturen wurde besonders auf die Auswahl und Kombination der Inhaltsstoffe und auf eine möglichst gute Verträglichkeit bei verschiedensten Bedürfnissen und Anforderungen geachtet.

Auch bei der Herstellungsanleitung wurde auf eine möglichst schonende Verarbeitung der Produkte geachtet, um den Wirksamkeitsverlust so gering wie möglich zu halten. So entstehen Kosmetik- und Pflegeprodukte, die wirklich wirken! Die frischen Inhaltsstoffe entfalten ihre ganze vitale Kraft – und schenken Schönheit und Wohlbefinden.

TEIL 3

Die Rezepte

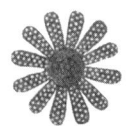

Schritt für Schritt
zur Luxuspflege

Jetzt kann's losgehen!

Vielleicht kribbeln Ihre Hände ja schon, weil Sie endlich loslegen wollen? Wunderbar! Im Inhaltsverzeichnis können Sie sich rasch einen Überblick über das Angebot an Wellness-Rezepten für Ihre Haut verschaffen. Manche Rezepturen sind eine wohltuende Hilfe, andere sind der reine Luxus. Manche werden schnell ihren Platz im Alltag finden, andere werden Einzug in die Abteilung »Verwöhnprogramm« halten. Spaß machen sie alle – und der beginnt schon bei der Zubereitung. Nur noch fünf Schritte trennen Sie von der Praxis!

Beim Herstellen von Rezepturen unterteilt man die vorhandenen Ausgangsstoffe in ihre Löslichkeit. Man unterscheidet wässrige und ölige/fettlösliche Stoffe. In der Fachsprache bezeichnet man dies als wässrige und ölige Phase. Um das Herstellen der Produkte zu erleichtern, sind die Inhaltsstoffe in diese beiden Phasen unterteilt. Sie finden bei jedem Rezept zuerst die wässrige, dann die ölige Phase – sortiert nach der Reihenfolge ihrer Verwendung.

GRUNDREGEL Dünnes wird in Dickes eingerührt – Öle und Extrakte werden also in die Salbengrundlage eingerührt. Das dünnere Medium wird stets in das dickere eingearbeitet, und zwar in kleinen Portionen.

Stark flüchtige Stoffe werden erst zum Schluss zugegeben, da sie leicht verdunsten. Die Rezepturen sind deshalb Schritt für Schritt beschrieben, Sie werden chronologisch von der wässrigen zur öligen Phase geleitet.

Wie bei allen Regeln gibt es natürlich auch hier eine Ausnahme – sie betrifft Dexpanthenol, das in vielen Cremes Verwendung findet. Dexpanthenol ist zäh wie Honig und eine genaue Dosierung ist deswegen schwierig – außer man beherzigt folgenden Trick:

Dexpanthenol immer zuerst einwiegen: Stellen Sie das Gefäß mit dem Löffel oder besser dem Glasstab, mit dem das Dexpanthenol eingewogen werden soll, auf die Waage. Vielleicht hat Ihre Waage eine Tara-Taste? Damit können Sie die Waage auf Null stellen, auch wenn bereits etwas draufsteht. Der dann nach einer Zugabe erscheinende Wert gibt Ihnen Aufschluss darüber, wie viel von dem einzuwiegenden Stoff, in diesem Fall Dexpanthenol, sich später am Glasstab oder in der Schüssel befindet. So können Sie bequem abwiegen. Sollte Ihre Waage keine Tara-Taste haben, müssen Sie ein wenig rechnen: Sie addieren das Gewicht der benötigten Stoffe zu dem Gewicht Ihrer Arbeitsmaterialien. Nehmen Sie mit dem Glasstab oder Löffel die in etwa benötigte Menge aus Ihrem Vorrat.

Einige wenige Rezepturen bestehen nur aus wässrigen oder nur aus öligen Anteilen. Bei diesen sind dann nur drei, nicht fünf Arbeitsschritte notwendig, da das Einarbeiten entfällt.

Die fünf Schritte

✳ **1. Schritt – Vorbereitung/GMP:** Stellen Sie sämtliche Gefäße und alles bereit, was Sie an Arbeitsmaterialien und Grundstoffen brauchen. Säubern Sie das Arbeitsmaterial und die Arbeitsfläche mit einem Küchentuch, das mit 70-prozentigem Isoprophylalkohol benetzt ist. Diese gründliche Reinigung ist die Voraussetzung für die Haltbarkeit des Produktes. In der Fachsprache wird das hygienische Arbeiten als GMP-Regel bezeichnet. Dazu gehört auch, sich immer die Hände zu waschen und gegebenenfalls die Haare zurückzustecken.

Die GMP-Regel:

Gute **M**anieren beim **P**raktizieren.

✳ **2. Schritt – der wässrige Teil:** Meist werden alle wässrigen oder wasserlöslichen Stoffe gemeinsam in ein Becherglas abgewogen und hier miteinander gemischt. Oder – wenn pulvrige oder feste wasserlösliche Bestandteile dabei sind – in Lösung gebracht, also aufgelöst. Ein Becherglas hat eine kleine Vorrichtung zum Ausgießen, was die Arbeit – besonders bei kleinen Portionen – erleichtert.

Bei den Rezepten, die aus winzig kleinen Zutatenmengen bestehen, werden diese kleinen Portionen gleich in der späteren Rührschüssel gelöst, um den Verlust der Inhaltsstoffe durch Umschütten zu verringern beziehungsweise ganz zu vermeiden. Zu diesen wasserlöslichen Anteilen gehören flüssige Zutaten wie Aloe vera, Tinkturen, Alkohol und Glycerin.

Diese wässrigen Bestandteile werden nacheinander in das Becherglas eingewogen und dann durch Umrühren miteinander gemischt.

Sollten feste, wasserlösliche Bestandteile in der Rezeptur enthalten sein, werden diese zuerst eingewogen und dann mit den dazugewogenen wässrigen Zutaten durch Umrühren vermischt beziehungsweise in ihnen gelöst – und schließlich beiseitegestellt.

Manche pulvrigen Teile lösen sich nur langsam – man kann solch ein Gemisch auch leicht erwärmen, dann geht es schneller. Erwärmen Sie das Gemisch bitte nur leicht, da ätherische Öle und Alkohol schnell die Flucht ergreifen. Eine andere Möglichkeit besteht darin, die pulvrigen Teile vorsichtig mit dem Glasstab oder einem Löffel zu zerdrücken – auch so kann der Lösungsvorgang beschleunigt werden.

Arbeiten Sie ätherische Öle und andere flüchtige Substanzen wie Kampfer, Alkohol, Parfüme, Extrakte und Tinkturen (die ätherische Öle enthalten) prinzipiell erst zum Schluss ein, sonst haben diese sich vielleicht zwischendurch klammheimlich schon wieder verflüchtigt. Die Gefäße, in denen die flüchtigen Stoffe aufbewahrt werden, sollten selbstverständlich ausbruchssicher sein, also wirklich dicht schließen.

✳ **3. Schritt – der ölige (oder fettige) Teil:** In dieser Phase wird am besten mit einer Rührschüssel mit Pistill gearbeitet. Sie können aber auch ganz professionell eine Fantaschale verwenden. Hier werden alle öl- oder fetthaltigen Inhaltsstoffe abgewogen, zusammengemischt und in einen homogenen Zustand gebracht – zum Beispiel die Cremegrundlagen, Bienenwachs, Kakaobutter, Lanolin und die Öle.

Bei vielen Rezepturen wird eine Cremegrundlage verwendet, die manchmal im wässrigen Teil und manchmal im öligen Teil mit aufgelistet ist. Dies ist abhängig von der Zusammensetzung der Grundlage: Manchmal enthält diese mehr Wasser – man nennt dies dann in der Fachsprache Öl-in-Wasser, kurz O/W-Emulsion –, manchmal mehr Fettanteil – was dann als Wasser-in-Öl oder W/O-Emulsion bezeichnet wird.

Oder die Cremegrundlage ist deswegen im einen oder anderen Teil aufgelistet, weil das Arbeiten so leichter fällt. Dies hängt mit der Konsistenz der einzelnen Rezeptur zusammen. Begonnen wird bei beiden Phasen meist mit den Cremegrundlagen, die eine dickere Konsistenz aufweisen, und erst anschließend werden portionsweise die flüssigeren Bestandteile zugewogen und eingerührt.

✳ 4. Schritt – die Hochzeit! Jetzt wird zusammengebracht, was zusammengehört: Die beiden Phasen werden ineinander eingerührt, indem man die kleinere Menge in die größere einrührt. Nicht alles auf einmal zusammenschütten! Rühren Sie schön langsam, Portiönchen für Portiönchen, eine homogene Masse an – fast wie beim Kuchenbacken. Wenn dies sehr schwierig ist, kann man die Masse auch leicht erwärmen.

Wenn eine Creme oder enthaltene Bestandteile erhitzt wurden, muss so lange gerührt werden, bis die Creme komplett erkaltet ist. »Kalt gerührt« lautet der Fachbegriff dafür – dennoch darf man schon mal eine kleine Pause einlegen. Das konsequente Rühren ist wichtig, da sich die zwei Phasen – ölig und wässrig – sonst wieder trennen würden. Creme ist keine Marmelade und wird nicht heiß ins Glas gefüllt.

Die gute Nachricht: Die meisten Cremes kühlen schnell ab. Die beste Nachricht: Wenn doch einmal etwas schiefgeht – zum Beispiel, dass das Telefon klingelt und man zu rühren vergisst –, lässt sich die Rezeptur meistens »retten«, wenn man sie erneut erwärmt (zum Beispiel in der Mikrowelle) und sie dann kalt rührt. Die allerbeste Nachricht: Ohne Emulgator kostet es zwar mehr Mühe, ist aber dafür viel verträglicher!

Sollte eine Emulsion einmal dünnflüssig bleiben oder sich wieder trennen, obwohl Sie fleißig gerührt haben, haben Sie vielleicht zu wenig energisch gerührt.

✳ **5. Schritt – Abfüllung/Verpackung:** Achten Sie bei der Wahl der Gefäße darauf, dass die Entnahme möglichst mühelos ist. Geben Sie Flüssiges in eine Flasche und Cremiges in einen Tiegel. Vorteilhaft und sehr bequem sind hygienische Spender oder Tuben, beziehungsweise Tropfeinsätze oder Pipetten bei Flüssigem. Auch ein Sprayaufsatz ist praktisch.

Bedenken Sie, dass voluminöse Produkte ein größeres Gefäß benötigen, als es ihr Gewicht vermuten lassen würde. Das ist der Schlagsahne-Effekt – Sahne benötigt im flüssigen Zustand ja auch weniger Platz als aufgeschlagen. Wählen Sie Ihre Gefäße dennoch nie zu groß, denn wenn sich zu viel Luft darin befindet, werden Öle oder Fette schneller ranzig und die wässrigen Anteile oder das gesamte Produkt verdirbt schneller. Je voller ein Gefäß gefüllt ist (am besten randvoll), umso länger hält sich das Produkt. Deshalb sind Spender oder Tuben extrem hygienisch: Sie passen sich der jeweiligen Füllmenge an und sind luftdicht.

Reinigen Sie alle Gefäße vor dem Abfüllen mit 70-prozentigem Isopropylalkohol. Auch neu gekaufte Gefäße. Aber das haben Sie ja ohnehin schon erledigt: Es gehört zu Schritt 1: GMP!

Das Abfüllen ist manchmal gar nicht so einfach – hier hilft ein gereinigter Teigschaber oder eine gereinigte Spielkarte, mit der Schüssel, Pistill oder Glasstab abgeschabt werden können. Berühren Sie niemals mit den Händen das Produkt!

Flüssige Substanzen können bequem aus Bechergläsern, die über einen Ausguss verfügen, abgefüllt werden. Sollte etwas danebengehen, streichen Sie es bitte nicht zusammen und geben es wieder dazu, sondern werfen Sie es weg.

Wenn Sie fertig sind, vergessen Sie das Beschriften nicht: Bringen Sie ein Etikett mit dem Verwendungszweck und dem Herstellungs- beziehungsweise Haltbarkeitsdatum an.

Zu guter Letzt: Am besten kühl und trocken lagern – und dann genießen!

TIPP FÜR ALLE REZEPTUREN! Bringen Sie beim Kauf der Zutaten in der Apotheke am besten immer eigene, gereinigte und vorher beschriftete Gefäße zum Abfüllen mit, da der Preis für die Behältnisse dort meist höher ist als der für die benötigten Inhaltsstoffe.

Gesichtspflege: Basics

Reinigungscreme

Die Reinigung ist das A und O der Pflege, denn Schmutz, Make-up-Reste, Talg und Schweiß bilden eine Schicht auf der Haut und behindern ihre Atmung – Hautunreinheiten können so leichter entstehen. Auch wer sich nicht schminkt, sollte am Abend eine konsequente Reinigung durchführen, da sich im Lauf des Tages Hautfett, Schweiß, Abgase und Bakterien auf der Haut ansammeln. Morgens reicht zur Reinigung in der Regel lauwarmes Wasser.

Nur eine frisch gereinigte Haut kann Pflegeprodukte wirksam aufnehmen und somit optimal regenerieren. Eine überreichliche oder zu starke Reinigung kann allerdings zu einer Steigerung der Hautempfindlichkeit führen.

Am wichtigsten bei jeder Art von Reinigung ist das gründliche Entfernen der Reinigungspräparate, da sie nicht zum Verbleib auf der Haut konzipiert sind. Zum Abwaschen der Reinigungspräparate eignet sich lauwarmes Wasser ideal: Zu warmes Wasser fördert den Talgfluss und ist bei fettiger Haut daher kontraproduktiv; zu kaltes oder gar heißes Wasser fördert zudem die Bildung roter Äderchen.

Bitte stets sanft abtrocknen. Sehr sanft! Rubbeln und zerren Sie nicht – Ihre Haut wird es Ihnen danken! Bei starken Hautunreinheiten ist es aus hygienischen Gründen ratsam, statt eines Handtuchs zum Abtrocknen ein Zellstoffpapier zu benutzen.

Die nachfolgende Rezeptur stellt eine ideale Reinigung für alle Hauttypen vor. Sie ist sanft, schonend und reinigt äußerst gründlich – und dies, so wie es sein sollte, nur auf der Oberfläche der Haut. Sie lässt die wertvolle Zwischenzellsubstanz dort, wo sie hingehört. Die Reinigungsmilch eignet sich für Frauen, Männer und Kinder gleichermaßen.

Rezepturzusammensetzung
Wässrige Anteile:

   80 g   Basiscreme DAC

Ölige Anteile:

   6 ml   Tween 80

   12 ml   Traubenkernöll

   10 Tr.   Zitronenöl

Herstellung
1. Schritt: GMP!

2. Schritt – der wässrige Teil: Basiscreme DAC in eine Rührschüssel einwiegen.

3. Schritt – der ölige Teil: In ein Becherglas Tween 80 einwiegen und homogen verrühren. Traubenkernöl in kleinen Portionen zuwiegen und verrühren.

4. Schritt – die Hochzeit: Den öligen Teil in die Basiscreme portionsweise einrühren, bis eine homogene Creme entsteht; zuletzt das leicht flüchtige Zitronenöl einarbeiten.

5. Schritt – Verpackung: Entweder in einen Spender oder eine dicht schließende Dose abfüllen. Werden gebrauchte Gefäße wiederverwendet, bitte vorher mit 70-prozentigem Isopropylalkohol reinigen. Beschriften nicht vergessen!

TIPP! Zitronenöl kann sehr gut durch Pfefferminzöl ersetzt werden. Es zaubert ein herrlich frisches Gefühl auf die Haut und wird in der Regel auch sehr gut vertragen. Wechseln Sie nach Lust und Laune ab!

Haltbarkeit und Lagerung

Etwa vier Wochen – abhängig von der Verpackung und Lagerung, kühl gelagert hält die Creme etwas länger.

Anwendung

Die Reinigungscreme wird reichlich auf das trockene Gesicht aufgetragen und mit kreisenden Bewegungen gut einmassiert – mit Muße, denn dieses gründliche Verteilen des natürlichen Produktes leistet die Arbeit, die sonst chemische Zusätze übernehmen. Sparen Sie beim Auftragen der Creme die Augen aus, da Öl oder Fett empfindliche Augen reizen können. Hals und Dekolleté sollten am besten in die Reinigung mit einbezogen werden. Falls gewünscht, kann die Reinigungscreme abschließend mit Zellstoff entfernt werden. Sie sollte aber auf jeden Fall mit viel Wasser gründlich abgespült werden. Im Anschluss können Sie eventuell ein Gesichtswasser verwenden.

Bei dieser Reinigungscreme ist keine separate Abschminke für Make-up erforderlich!

Wirkung

- Basiscreme DAC ist eine außerordentlich gut verträgliche Creme-Grundlage, die auch oft von Dermatologen eingesetzt wird. Sie kann viel Feuchtigkeit aufnehmen, wirkt kühlend und hat hier die Aufgabe, wasserlöslichen Schmutz zu emulgieren.

- Tween 80 wirkt als milder Emulgator und sorgt dafür, dass die Öl- und die Wasserphase miteinander gemischt werden und sich die Creme nach dem Einmassieren gut mit Wasser entfernen lässt. Es gilt als besonders hautverträglich und wird daher oft in medizinischen Produkten als Emulgator verwendet.

- Traubenkernöl ist das ideale Reinigungsöl für fettlöslichen Schmutz, da es sehr dünnflüssig ist und so auch den kleinsten Schmutzrest erreicht. Es ist sehr gut verträglich, reich an Vitamin A und E und enthält die für die Haut wichtige Linolensäure – sie verbessert die Hautelastizität.

- Zitronenöl belebt die Haut. Es wirkt leicht keimtötend, wodurch kleinen Entzündungen vorgebeugt wird, und hinterlässt einen angenehmen Geruch und ein frisches Hautgefühl.

Zutaten und Preise

Alle Inhaltsstoffe können in der Apotheke gekauft werden. Die Substanzen zur Herstellung von 100 Gramm Reinigungscreme kosten etwa sechs Euro. Die dazugehörigen Gefäße sind in Apotheken in allen Größen günstig erhältlich.

Gesichtswasser

Ein Gesichtswasser, auch als Tonik bezeichnet, dient zur Wiedereinstellung des pH-Wertes und entfernt eventuell noch vorhandene Reste der Reinigungscreme. Zudem füllt es die durch die Reinigungscreme beeinträchtigte Zwischenzellsubstanz notdürftig auf und bereitet die Haut für die Aufnahme des Pflegeproduktes vor. Bei regelmäßiger Verwendung wird die Haut widerstandsfähiger und regeneriert schneller.

Die nachfolgende Rezeptur ist speziell auf die besonderen Bedürfnisse der Haut nach der Reinigung abgestimmt. Dieses Gesichtswasser pflegt und erfrischt die Haut, es mindert kleinere Hautunreinheiten und lässt die Haut angenehm frisch riechen. Auf die Verwendung eines Parfümzusatzes wurde vollkommen verzichtet. Daher ist das Gesichtswasser sehr gut vorträglich und für jeden Hauttyp geeignet.

Rezepturzusammensetzung
Wässrige Anteile:

0,7 ml	Zitronensäure
2 g	Harnstoff
80 ml	destilliertes Wasser, frisch abgekocht
10 ml	Hamameliswasser
3 g	Aloe-vera-Gel
2 g	Glycerin
10 Tr.	Salbeitinktur

Ölige Anteile:
Keine öligen Bestandteile

Herstellung

1. Schritt: GMP!

2. Schritt – der wässrige Teil: Destilliertes Wasser frisch abkochen und leicht abkühlen lassen. Zitronensäure und Harnstoff in ein Glas einwiegen. Das noch heiße Wasser dazuwiegen und mit einem Glasstab zu einer klaren Lösung rühren. Hamameliswasser, Aloe-vera-Gel und Glycerin nach dem Abkühlen zuwiegen und zum Schluss die Salbeitinktur eintropfen. Alles gut mischen und in ein Fläschchen abfüllen.

3. Schritt – der ölige Teil: Entfällt, da die Rezeptur keine öligen Bestandteile enthält.

4. Schritt – die Hochzeit: Auch die Hochzeit entfällt.

5. Schritt – Verpackung: Zum Abfüllen eignet sich eine Glas- oder Plastikflasche mit 100 ml Füllmenge und Verschluss. Ideal wäre hier ein Dosiereinsatz in der Flasche, der das Ausschütten zu großer Mengen verhindert. Werden gebrauchte Gefäße wiederverwendet, bitte vorher mit 70-prozentigem Isopropylalkohol reinigen. Beschriften nicht vergessen!

Haltbarkeit und Lagerung

Etwa vier Wochen, je nach Verpackung und Lagerung – kühl gelagert hält das Gesichtswasser etwas länger.

Anwendung

Nach jeder Reinigung das Gesichtswasser (Tonik) auf ein Wattepad geben und das Gesicht sanft damit abwischen.

Wirkung

- Zitronensäure dient zur Einstellung des pH-Wertes, also zum Tonisieren, und gleichzeitig zur Konservierung.
- Harnstoff ist ein Feuchtigkeitsspeicher, unterstützt die Zellneubildung und reguliert die Pigmentierung der Haut.
- Destilliertes, frisch abgekochtes Wasser dient als Lösungsmittel und Trägerstoff der Wirkstoffe.
- Hamameliswasser ist leicht adstringierend, leicht entzündungshemmend und tonisierend.
- Aloe-vera-Gel spendet Feuchtigkeit und strafft und beruhigt die Haut.
- Glycerin hält die Feuchtigkeit in der Haut und macht sie geschmeidig.
- Salbeitinktur wirkt stark heilend, straffend und entzündungshemmend.

Zutaten und Preise

Alle Inhaltsstoffe können in der Apotheke gekauft werden. Die Substanzen zur Herstellung von 100 ml Gesichtswasser kosten etwa sechs Euro, zuzüglich der Salbeitinktur, die zwar günstig, jedoch nicht tropfenweise erhältlich ist. Gefäße sind in allen Größen ebenfalls günstig in Apotheken zu bekommen.

Feuchtigkeitscreme

Feuchtigkeitscremes stellen für fast alle Hautprobleme die ideale Pflege dar – als alleinige Pflege für unreine, fettige und normale Haut sowie als Tagespflege für trockene Haut. Auch als Pflegecreme für stark beanspruchte Haut oder nach einem Sonnenbad sind sie ideal. Einzige Ausnahme: Bei sehr niedrigen Temperaturen sollte bei langen Spaziergängen oder beim Skilaufen eine Fettcreme vor der Kälte schützen. Eine Feuchtigkeitscreme in Verbindung mit extremen Minustemperaturen kann den Gefäßen in der Haut nämlich eher schaden.

Die folgende Feuchtigkeitscreme ist in der Lage, durch ihre Wirkstoffkombination und ihre frische Zubereitung selbst mit den teuersten Cremes zu konkurrieren: Mithilfe dieser Rezeptur kann die Haut die aufgenommene Feuchtigkeit für lange Zeit speichern. Regenerierende und pigmentregulierende Inhaltsstoffe unterstützen die tieferen Hautschichten zudem bestmöglich in ihrer Funktion.

Rezepturzusammensetzung
Wässrige Anteile:

2,5 g	Dexpanthenol
0,5 ml	Zitronensäure
3 g	Harnstoff
25 ml	destilliertes Wasser, frisch abgekocht
4 g	Glycerin

Ölige Anteile:

65 g	Basiscreme DAC

20 Tr.   Orangenöl (oder eine andere Duftrichtung
           nach Wahl)
20 Tr.   Carotinöl

Herstellung

1. Schritt: GMP!

2. Schritt – der wässrige Teil: Wasser zum Kochen bringen. Becherglas mit Glasstab auf die Waage stellen, Tara drücken (= auf Null stellen). Dexpanthenol am besten mit Hilfe eines Glasstabes einwiegen. Zitronensäure und Harnstoff zuwiegen. Das noch heiße Wasser dazuwiegen und mit dem Glasstab zu einer klaren Lösung rühren. Glycerin in die lauwarme Lösung einwiegen und gut verrühren.

3. Schritt – der ölige Teil: Basiscreme DAC in Rührschüssel einwiegen und von der Waage nehmen.

4. Schritt – Hochzeit: Anteilsweise die noch warme Lösung unter ständigem Rühren in die Grundlage einarbeiten. Mit einem Schaber die Creme wieder in die Mitte der Rührschüssel zusammenstreichen und neu rühren, bis die Masse homogen ist. Orangenöl und Carotinöl eintropfen und nochmals durchrühren.

5. Schritt – Verpackung: Die fertige Creme ist zwar nur 100 Gramm schwer, ihr Volumen ist jedoch größer – deshalb ein Gefäß mit mindestens 130 Gramm Fassungsvermögen wählen. Eine schöne Cremedose ist hübsch, aus einem Spender lässt es sich jedoch hygienischer portionieren. Werden gebrauchte Gefäße wiederverwendet, bitte vorher mit 70-prozentigem Isopropylalkohol reinigen. Beschriften nicht vergessen!

Haltbarkeit und Lagerung

Etwa vier Wochen, je nach Verpackung und Lagerung – kühl gelagert hält die Creme länger.

Anwendung

Nach Bedarf, falls gewünscht mehrmals täglich, auf das Gesicht auftragen.

Wirkung

- Dexpanthenol ist der Stoff, der in den meisten Wund- und Heilcremes eingesetzt wird. Er unterstützt die Haut in ihrer Funktion und wirkt regenerierend.
- Zitronensäure dient zur Einstellung des pH-Wertes und zur Konservierung der Creme.
- Harnstoff ist ein Feuchtigkeitsspeicher, unterstützt die Zellneubildung und reguliert die Pigmentierung der Haut.
- Wasser dient als Lösungsmittel und Trägerstoff der Wirkstoffe.
- Glycerin hält die Feuchtigkeit in der Haut und macht die Creme geschmeidig.
- Basiscreme DAC ist eine hervorragend verträgliche Cremegrundlage, die auch oft von Dermatologen eingesetzt wird.
- Orangenöl duftet angenehm und wirkt leicht harmonisierend. Es kann natürlich auch jeder andere Duft verwendet werden, der die Haut nicht reizt.
- Carotinöl ist reich an natürlichem Vitamin A und E und wirkt als Zellschutz. Es gibt der Creme ihre gelb-orange Farbe. Wer seine Creme lieber weiß mag, lässt es einfach weg.

Zutaten und Preise

Alle Inhaltsstoffe können in der Apotheke gekauft werden. Die Substanzen zur Herstellung von 100 Gramm Creme kosten rund neun Euro, zuzüglich Carotinöl und Orangenöl, die zwar günstig, jedoch nicht tropfenweise erhältlich sind. Gefäße sind in allen Größen ebenfalls günstig in Apotheken zu bekommen.

Nachtcreme

Diese Nachtcreme ist sehr reichhaltig und hat trotzdem eine herrlich leichte Konsistenz. Sie ist für die normale und trockene Haut geeignet, kann jedoch auch als Tagescreme für trockene Haut verwendet werden. Die Creme wirkt regenerierend, feuchtigkeitsspendend und intensiv pflegend – schon am nächsten Morgen werden Sie feststellen, dass sich Ihre Haut weich und geschmeidig anfühlt. Über längere Zeit angewendet, werden Fett- und Feuchtigkeitsmangel ausgeglichen, kleine Fältchen gemindert und das Hautbild wesentlich verbessert.

Rezepturzusammensetzung
Wässrige Anteile:

2,5 g	Dexpanthenol
0,5 ml	Zitronensäure
40 ml	Rosenwasser oder Orangenblütenwasser
5 g	Aloe-vera-Gel

Ölige Anteile:

40 g	Wollwachsalkoholsalbe
10 ml	Jojobaöl
5 ml	Nachtkerzenöl
3 Tr.	Rosenöl *oder*
5 Tr.	Orangenblütenöl

Herstellung

1. Schritt: GMP!

2. Schritt – der wässrige Teil: In einem (Becher-)Glas das Dexpanthenol und die Zitronensäure einwiegen und im zuvor leicht erwärmten Rosenwasser (Orangenblütenwasser) mit einem Glasstab oder Löffel vollständig lösen, dann das Aloevera-Gel zuwiegen und verrühren.

3. Schritt – der ölige Teil: Wollwachsalkoholsalbe in eine Rührschüssel einwiegen (Fantaschale mit Pistill) und unter ständigem Rühren Jojobaöl und Nachtkerzenöl einarbeiten.

4. Schritt – Hochzeit: Unter ständigem Rühren kleine Mengen der hergestellten Lösung in den öligen Teil einarbeiten. Ist die Lösung komplett eingerührt, wird das Rosenöl (Orangenblütenöl) eingetropft und alles nochmals homogen verrührt. Cremereste immer wieder von der Schüsselwand abschaben und mit der Masse verrühren, um sicherzustellen, dass alles gut miteinander vermischt ist.

5. Schritt – Verpackung: Die fertige Creme am besten in ein Döschen mit Schraubverschluss abfüllen. Werden gebrauchte Gefäße wiederverwendet, bitte vorher mit 70-prozentigem Isopropylalkohol reinigen. Beschriften nicht vergessen!

TIPP! Sollte keine genaue Waage vorhanden sein: Ein Teelöffel fasst ungefähr 5 g. Die Rezeptur dient nur als Anhaltspunkt und muss nicht exakt dosiert werden.

Haltbarkeit und Lagerung

Etwa vier Wochen, kühl gelagert hält die Nachtcreme länger. Eventuell die Hälfte der zubereiteten Menge verschlossen im Kühlschrank lagern, also gleich zwei Gefäße zum Abfüllen vorbereiten.

Anwendung

Vor dem Auftragen sollte die Haut gereinigt werden, da die wertvollen Inhaltsstoffe nur so richtig aufgenommen werden können.

TIPP! Die Creme am besten mindestens fünfzehn Minuten vor dem Schlafengehen auftragen, damit sich die Wirkstoffe nicht im Kopfkissen, sondern in der Haut entfalten! Beim Auftragen der Creme die Augen aussparen, da Öl oder Fett generell empfindliche Augen reizen kann. Hals und Dekolleté sollten stets in die Pflege mit einbezogen werden.

Wirkung

- Dexpanthenol dringt sehr gut in die Haut ein, wirkt regenerativ, unterstützt die Zellteilung, hilft der Haut Feuchtigkeit zu speichern und macht sie widerstandsfähiger.
- Zitronensäure dient zur Einstellung des pH-Wertes und zur Konservierung der Creme.

- Rosenwasser wirkt adstringierend und tonisierend, wodurch auch leichte Rötungen zurückgehen können und das Hautbild feiner wirkt (Orangenblütenwasser macht die Haut geschmeidig).
- Aloe-vera-Gel wirkt feuchtigkeitsspendend und harmonisierend.
- Wollwachsalkoholsalbe ist eine außerordentlich gut verträgliche und reichhaltige Cremegrundlage, die oft von Dermatologen eingesetzt wird und leicht Wasser aufnehmen kann.
- Jojobaöl ist eigentlich kein Öl, sondern flüssiges Wachs, und wird schon seit Jahrhunderten für Heilzwecke verwendet. Es ist besonders hautfreundlich und reich an Vitamin F, dringt schnell ein und hinterlässt keinen Fettfilm. Die Haut wird glatt und straff.
- Nachtkerzenöl ist reich an Vitamin A und E und enthält die für die Haut wichtige Gamma-Linolensäure. Diese verbessert die Hautelastizität, verringert den Wasserverlust und unterstützt die Haut in ihrer Funktion.
- Rosenöl duftet angenehm und wirkt leicht beruhigend und stimmungsaufhellend.

Zutaten und Preise

Alle Inhaltsstoffe können in der Apotheke gekauft werden. Die Substanzen zur Herstellung von 100 Gramm Creme kosten etwa zehn Euro, zuzüglich der Kosten für Rosenöl (Orangenblütenöl). Anstelle des sehr teuren Rosenöls können auch wesentlich preiswertere synthetische Öle verwendet werden. Gefäße sind in allen Größen ebenfalls günstig in Apotheken erhältlich, eine 100 Gramm fassende Dose (Kruke) kostet zum Beispiel etwa zwei Euro.

Wirkstoffkonzentrat

Wirkstoffkonzentrate sind die ideale Ergänzung zur täglichen Pflege. Sie eignen sich aber auch als alleinige Pflege für unreine und fettige Haut, als Zusatz unter der Tagespflege für die normale und trockene Haut oder wunderbar zur Ergänzung unter pflegenden Masken. Mit etwas Wasser verdünnt sind sie eine optimale Pflege, immer wenn man sich einmal etwas Besonderes gönnen möchte – einfach der pure Luxus! Sie eignen sich auch für stark beanspruchte Haut oder nach einem Sonnenbad.

Die folgende vitalisierende Rezeptur kann durch die Wirkstoffkombination und ihre frische Zubereitung selbst mit den teuersten Ampullen konkurrieren. Die Feuchtigkeit wird von der Haut sehr gut aufgenommen und für lange Zeit gespeichert. Zusätzlich sind regenerierende und pigmentregulierende Stoffe enthalten, die die Haut in ihrer Funktion bestmöglich unterstützen. Sie wirkt weicher, sieht frischer aus, und kleine Fältchen werden unsichtbar.

Je nach Hautbeschaffenheit können zusätzlich beruhigende und entzündungshemmende Extrakte eingearbeitet werden. Auf eine Parfümierung wurde zugunsten der Hautverträglichkeit vollkommen verzichtet.

ACHTUNG! In einem Konzentrat sind die Wirkstoffe sehr hoch dosiert und auf ihre Wirkungsweise untereinander abgestimmt.

Alle Inhaltsstoffe sind in der Regel gut verträglich, jedoch können bei keinem Produkt Allergien vollkommen ausgeschlossen werden. Bitte probieren Sie daher die Verträglichkeit zunächst mit einer geringen Menge aus.

Rezepturzusammensetzung

Wässrige Anteile:

3 g	Dexpanthenol
0,5 ml	Zitronensäure
5 g	Harnstoff
5 g	Glycerin
25 ml	destilliertes Wasser, frisch abgekocht
12 g	Aloe-vera-Gel
10 Tr.	Salbeitinktur (je nach Hautzustand)
10 Tr.	Kamillenextrakt (je nach Hautzustand)

Ölige Anteile:

Keine öligen Bestandteile

Herstellung

1. Schritt: GMP!

2. Schritt – der wässrige Teil: Destilliertes Wasser frisch abkochen und leicht abkühlen lassen. Dexpanthenol mit Hilfe des Glasstabes in ein Glas einwiegen. Zitronensäure, Harnstoff und Glycerin zuwiegen. Das noch heiße Wasser dazuwiegen und mit einem Glasstab zu einer klaren Lösung rühren. Aloe-vera-Gel in die noch lauwarme Lösung einrühren. Eventuell Pflanzenextrakte zutropfen, wenn die Lösung erkaltet ist, und alles nochmals homogen vermischen.

3. Schritt – der ölige Teil: Entfällt, da die Rezeptur keine öligen Bestandteile enthält.

4. Schritt – die Hochzeit: Auch die Hochzeit entfällt.

5. Schritt – Verpackung: Füllen Sie die Lösung in eine Pipettenflasche oder einen Spender ab. Oder Sie geben dem Konzentrat die gleiche Menge Wasser zu (50 ml) und füllen das »Zaubermittel« in eine Sprühflasche. Werden gebrauchte Gefäße wiederverwendet, bitte vorher mit 70-prozentigem Isopropylalkohol reinigen. Beschriften nicht vergessen!

Anwendung

Einige Tropfen des Konzentrates auf den angefeuchteten Handflächen verteilen und sanft in die Haut einmassieren. Wenn Sie sich für die Sprühflasche entscheiden: Einfach auf die Haut aufsprühen, wann immer Sie zwischendurch das Bedürfnis nach einer erfrischenden Pflege verspüren.

Haltbarkeit und Lagerung

Etwa vier Wochen, je nach Verpackung und Lagerung – kühl gelagert hält das Wirkstoffkonzentrat etwas länger.

Wirkung

- Dexpanthenol ist der Stoff, der in den meisten Wund- und Heilcremes eingesetzt wird. Er unterstützt die Haut in ihrer Funktion und wirkt regenerierend.

- Zitronensäure dient zur Einstellung des pH-Wertes und zur Konservierung des Konzentrates.
- Harnstoff dient als Feuchtigkeitsspeicher, unterstützt die Zellneubildung und reguliert die Pigmentierung der Haut.
- Glycerin hält die Feuchtigkeit in der Haut und macht die Creme geschmeidig.
- Destilliertes, abgekochtes Wasser dient als Lösungsmittel und Trägerstoff der Wirkstoffe.
- Aloe-vera-Gel wirkt feuchtigkeitsspendend, hautstraffend und beruhigend.
- Salbeitinktur enthält die begehrten Phytohormone, die auch in sehr teuren Cremes verwendet werden. Sie festigt das Gewebe und erhöht die Spannkraft.
- Kamillenextrakt wirkt entzündungshemmend, heilend und beruhigend.

Zutaten und Preise

Alle Inhaltsstoffe können in der Apotheke gekauft werden. Die Substanzen zur Herstellung von 50 Gramm Konzentrat kosten etwa neun Euro, zuzüglich Kamillenextrakt und Salbeitinktur, die zwar günstig, jedoch nicht tropfenweise erhältlich sind. Gefäße sind in allen Größen ebenfalls günstig in Apotheken zu bekommen.

Maske

Masken gibt es in zahlreichen Variationen: flüssig, cremig, salbenartig, gelartig, in Pulverform oder als fertiges Vlies. Manche Masken bleiben feucht, andere trocknen auf der Haut ein, einige bilden einen abziehbaren Film oder werden heiß, kalt oder so hart, dass sie in einem Stück abgenommen werden können. Die Wirkung der Masken fällt ebenso unterschiedlich aus: Sie können pflegende, entzündungshemmende, durchblutungsfördernde oder reinigende Effekte haben.

Vor jeder Anwendung einer Maske sollte die Haut gründlich gereinigt werden, denn nur so können die wertvollen Inhaltsstoffe aufgenommen werden.

TIPP! Soll die Maske besonders gut wirken, vor dem Auftragen eine heiße Kompresse auflegen. Diese weicht die Haut ein wenig auf und weitet die Poren leicht, was ein maximales Eindringen der Wirkstoffe ermöglicht.

Vor der Anwendung sollte man alles bereitlegen, was zum Auf- und Abtragen der Maske benötigt wird:

- die fertig zubereitete Maske
- einen Pinsel (Maskenpinsel)
- ein Paar Plastikhandschuhe
- feuchte Wattepads für die Augen
- etwas zum Zurückstecken der Haare
- eine Schüssel mit warmem Wasser
- ein Kompressentuch (Gästehandtuch) zum Abnehmen

Beim Auftragen der Maske bleiben Augen, Mund und Nasenlöcher immer frei. Auch die Mitte des Halses, wo sich die Schilddrüse befindet, sollte ausgespart werden. Das Dekolleté kann hingegen immer mit einbezogen werden.

Die Einwirkzeit der Maske ist produktabhängig, als Faustregel gilt jedoch: Erhärtende Masken etwa 20 Minuten einwirken lassen, feuchte Masken rund 30 Minuten. Keine Maske, egal welcher Art, darf sich unangenehm anfühlen oder gar schmerzhaft sein. In diesem Fall die Maske bitte sofort abnehmen!

Die folgende Crememaske ist für alle Hauttypen geeignet. Sie wirkt feuchtigkeitsspendend, tonisierend, entzündungshemmend und beruhigend und eignet sich daher sowohl für trockene als auch für irritierte Haut. Durch ihre adstringierende und entzündungshemmende Wirkung ist sie auch für unreine Haut sehr empfehlenswert.

Rezepturzusammensetzung

Wässrige Anteile:

0,5 ml	Zitronensäure
30 ml	Hamameliswasser
3 g	Aloe-vera-Gel
10 Tr.	Kamillenextrakt
10 Tr.	Salbeiextrakt

Ölige Anteile:

65 g	Basiscreme DAC
10 Tr.	Zitronenöl

Herstellung

1. Schritt: GMP!

2. Schritt – der wässrige Teil: In einem (Becher-)Glas Zitronensäure, Hamameliswasser und Aloe-vera-Gel einwiegen und alles gut mit einem Glasstab oder Löffel umrühren, bis sich die Zitronensäure vollständig gelöst hat. Kamillenextrakt und Salbeiextrakt eintropfen, nochmals umrühren.

3. Schritt – der ölige Teil: Basiscreme DAC in eine Rührschüssel einwiegen (Fantaschale mit Pistill).

4. Schritt – Hochzeit: Unter ständigem Rühren kleine Mengen der hergestellten Lösung in die Basiscreme mischen. Ist die Lösung komplett eingerührt, wird das Zitronenöl hineingetropft und alles nochmals homogen verrührt. Die Maske immer wieder von der Schüsselwand abschaben und mit der Masse verrühren, bis alles gut vermischt ist.

5. Schritt – Verpackung: Das Volumen der hergestellten Maske ist größer als ihr Gewicht, deshalb ein etwas größeres Gefäß wählen. Geeignet ist jedes dicht zu verschließende Töpfchen. Werden gebrauchte Gefäße wiederverwendet, bitte vorher mit 70-prozentigem Isopropylalkohol reinigen. Beschriften nicht vergessen!

Haltbarkeit und Lagerung

Etwa vier Wochen – kühl gelagert hält die Maske länger. Die angegebene Menge (100 Gramm) reicht für drei bis vier Masken.

Anwendung

Die Maske wird dick mit einem Pinsel auf das gereinigte Gesicht aufgetragen und sollte mindestens 30 Minuten einziehen. Danach kann die Maske mit einem Papiertuch entfernt und die Reste können leicht einmassiert werden. Es ist aufgrund der Pflegeeigenschaften nicht nötig, die Maske mit Wasser abzuwaschen.

TIPP! Nicht eingezogene Reste der Maske können aufgrund ihrer feuchtigkeitsspendenden und pflegenden Eigenschaften auch auf dem Körper verteilt werden.

Wirkung

- Zitronensäure dient zur Einstellung des pH-Wertes und zur Konservierung der Creme.
- Hamameliswasser wirkt adstringierend und tonisierend, wodurch das Hautbild feiner wirkt.
- Aloe-vera-Gel wirkt feuchtigkeitsspendend und harmonisierend.
- Kamillenextrakt wirkt entzündungshemmend, heilend und beruhigend.
- Salbeiextrakt wirkt heilend, straffend und keimtötend.
- Basiscreme DAC ist eine außerordentlich gut verträgliche Cremegrundlage, die auch oft von Dermatologen eingesetzt wird.
- Zitronenöl duftet angenehm und wirkt leicht belebend. Es kann natürlich auch ein anderer Duft verwendet werden, der die Haut nicht reizt.

Zutaten und Preise

Alle Inhaltsstoffe können in der Apotheke gekauft werden. Die Substanzen zur Herstellung von 100 Gramm Maske kosten rund acht Euro, zuzüglich Zitronenöl, Kamillenextrakt und Salbeiextrakt, die zwar günstig, jedoch nicht tropfenweise zu bekommen sind. Gefäße sind in allen Größen günstig in Apotheken erhältlich.

Augencreme

Eine spezielle Augenpflege ist nicht überflüssig, sondern äußerst wichtig! Die Augen sind der Blickfang in jedem Gesicht und zugleich unser leuchtendes Kommunikationsmittel. Wenn die Haut um die Augen straff ist, wirken diese strahlender und attraktiver. Schlaffe Augenlider oder Augenringe treten deutlich in den Hintergrund.

Um die Augen ist unsere Haut besonders dünn und wegen der mimischen Belastung zugleich die am meisten beanspruchte Hautpartie des Körpers. Fältchen und Falten entstehen hier besonders leicht. Deshalb braucht diese Haut hochwertige Pflege. Gleichzeitig reagieren die Augen selbst aber äußerst empfindlich auf viele, ganz besonders auf ölige Inhaltsstoffe. Die richtige Auswahl und Kombination der Inhaltsstoffe ist hier also extrem wichtig.

Die folgende Rezeptur wirkt pflegend, aufbauend und leicht abschwellend und wird in der Regel ausgezeichnet vertragen.

Sie ist auch für Brillen- und Kontaktlinsenträger bestens geeignet. Wer prinzipiell empfindlich ist, sollte die Creme zunächst an einer anderen Hautpartie testen, um einer eventuellen Unverträglichkeit vorzubeugen.

Rezepturzusammensetzung

Wässrige Anteile:

0,5 g	Dexpanthenol
0,1 ml	Zitronensäure
3 ml	Rosenwasser
0,5 g	Glycerin
6 Tr.	Augentrosttinktur

Ölige Anteile:

20 g	Basiscreme DAC

Herstellung

1. Schritt: GMP! Gerade bei diesem Produkt ist Hygiene extrem wichtig (in der Industrie gelten hier besondere Reinheitsvorschriften). Deshalb mit wenigen Geräten arbeiten, alles vorher gründlich säubern und mit 70-prozentigem Alkohol nachreinigen – diesen aber vor der Benutzung der Arbeitsgeräte wieder völlig verdunsten lassen. Erst beginnen, wenn alles völlig trocken ist, damit der Alkohol nicht mit in die Creme eingearbeitet wird und die Augen reizt.

2. Schritt – der wässrige Teil: Aufgrund der hier besonders wichtigen Hygiene wird der wässrige Teil nicht extra in einem separaten Gefäß hergestellt und dann in den öligen Teil eingearbeitet. Wenige Gefäße und die Vermeidung des Umschüttens sollen das Einschleppen von Keimen so weit wie möglich verhindern. Zuerst Dexpanthenol, Zitronensäure, Rosenwasser und Glycerin in eine zuvor sorgsam mit Alkohol gereinigte Rührschüssel einwiegen und komplett lösen, also bis zur vollständigen Auflösung rühren.

3. und 4. Schritt: Basiscreme DAC zuwiegen und homogen verrühren. Zum Schluss Augentrosttinktur hineintropfen und erneut homogen verrühren.

5. Schritt – Verpackung: In ein dicht verschließbares Gefäß abfüllen und am besten nur mit einem kleinen Spatel entnehmen, um eine Einschleppung von Bakterien zu verhindern. Werden gebrauchte Gefäße wiederverwendet, bitte vorher mit 70-prozentigem Isopropylalkohol reinigen. Beschriften nicht vergessen!

Haltbarkeit und Lagerung

Höchstens vier Wochen lang verwenden, also lieber öfter kleine Portionen herstellen. Kühl lagern.

Anwendung

Täglich rund um die Augen dünn auftragen und ganz zart einklopfen. Wichtig ist, dass die Creme, wie alle Augenpflegeprodukte, nicht zu nahe an den Augen aufgetragen wird: Ein halber bis ein Zentimeter Abstand genügt, da durch die Mimik und die kleinen Fältchen um die Augen die Creme überallhin transportiert wird, wo sie gebraucht wird.

Wirkung

- Dexpanthenol ist der Stoff, der in den meisten Wund- und Heilcremes und in medizinischen Augencremes eingesetzt wird. Dexpanthenol dringt sehr gut in die Haut ein, wirkt regenerativ, unterstützt die Zellteilung, hilft der Haut Feuchtigkeit zu speichern und macht sie widerstandsfähiger.

- Zitronensäure dient zur Einstellung des pH-Werts und zur Konservierung der Creme.

- Rosenwasser dient als Lösungsmittel und Trägerstoff der Wirkstoffe. In der Volksheilkunde wird es besonders bei Augenentzündungen eingesetzt. Es hat lindernde, beruhigende, kühlende und entzündungshemmende Eigenschaften und wirkt zusätzlich leicht adstringierend. In der Regel wird Rosenwasser hervorragend vertragen, weshalb es in vielen Augenpflegeprodukten zu finden ist.

- Glycerin hält die Feuchtigkeit in der Haut und macht die Haut geschmeidig.

- Augentrost wird seit dem Altertum zur Behandlung und Pflege der Augen eingesetzt. Auch heute findet Augentrost in Produkten zur Linderung von Bindehautentzündung und zur Entlastung bei Überanstrengung der Augen Verwendung. Er wird auch gegen Heuschnupfen und vor allem Tränensäcke eingesetzt.

- Basiscreme DAC ist eine außerordentlich gut verträgliche Cremegrundlage, die auch oft von Dermatologen eingesetzt wird. Sie eignet sich wegen ihres nicht zu hohen Fettanteils besonders gut für den Augenbereich.

Zutaten und Preise

Alle Inhaltsstoffe können in der Apotheke gekauft werden. Die Substanzen zur Herstellung von 20 Gramm Augenpflege kosten etwa drei Euro. Gefäße sind in allen Größen günstig in Apotheken erhältlich, vor der Abfüllung jedoch auch diese nochmals mit Alkohol reinigen.

Lippencreme

Kaum ein Körperteil ist so ausdrucksstark wie der Mund. Er verrät die momentane Laune und manchmal lässt sich unsere Lebenseinstellung von den Mimikfältchen ablesen. Die Lippenformen mögen verschieden sein – zarte, schön gepflegte Lippen gelten jedoch als Inbegriff von Sinnlichkeit. Die Pflege des Mundes ist wichtig, da hier die Haut besonders dünn und empfindlich und zudem durch die Mimik stark belastet ist.

Die folgende Rezeptur ist vielseitig verwendbar. Sie dient im Winter als Schutz, im Sommer als Pflege und – über Nacht dicker aufgetragen – als Maske. So verschwinden kleine Risse und raue Lippen gehören der Vergangenheit an. Die Creme macht die Lippen weich und geschmeidig und versorgt die Haut mit wertvollen Aufbaustoffen. In ein kleines Döschen abgefüllt, ist sie besonders im Winter ein unentbehrlicher Begleiter und für jeden geeignet – Frauen, Männer und Kinder.

Rezepturzusammensetzung

Wässrige Anteile:

0,5 g	Dexpanthenol
6 Tr.	Bisabolol

Ölige Anteile:

9,5 g	Lanolin
6 Tr.	Salbeiöl

ACHTUNG! Hygiene ist bei diesem Produkt extrem wichtig (in der Industrie gelten in diesem Bereich besondere Reinheitsvorschriften). Deshalb mit wenigen Geräten arbeiten und alles vorher gründlich säubern und mit 70-prozentigem Alkohol nachreinigen – diesen aber vor der Benutzung der Arbeitsgeräte wieder völlig verdunsten lassen.

Herstellung

1. Schritt: GMP!

2. Schritt – der wässrige Teil: Dexpanthenol und Bisabolol in eine zuvor mit 70-prozentigem Isopropylalkohol gereinigte Rührschüssel einwiegen.

3. und 4. Schritt: Lanolin sowie das Salbeiöl zuwiegen und homogen verrühren. Ein etwas leichteres Einarbeiten ist möglich, wenn erst das Lanolin in die gereinigte Schüssel eingewogen, dann ein wenig erwärmt wird und anschließend die restlichen Inhaltsstoffe dazugewogen und homogen verrührt werden.

5. Schritt – Verpackung: Eine Tube oder ein Gefäß mit Dosiersystem eignen sich aus hygienischen Gründen perfekt. Die Rezeptur kann aber auch in ein kleines, dicht verschließbares Töpfchen abgefüllt werden – sollte dann allerdings nur mit sauberen Fingern entnommen werden. Werden gebrauchte Gefäße wiederverwendet, bitte vorher mit 70-prozentigem Isopropylalkohol reinigen. Beschriften nicht vergessen!

TIPP! Als schönes Geschenk eignen sich zum Abfüllen hervorragend kleine Pillendöschen, die mit unterschiedlichsten Motiven in Drogerien und Apotheken erhältlich sind.

Haltbarkeit und Lagerung

Höchstens sechs Wochen lang verwenden, also lieber öfter kleine Portionen herstellen.

Anwendung

Täglich, wenn möglich mehrmals, sanft in die Lippen und Mundwinkel einmassieren oder über Nacht dicker auftragen. Von einem Einmassieren mit einer Zahnbürste ist abzuraten, da Zahnbürsten für die empfindliche Lippenhaut zu hart sind. Ein Einmassieren der Pflege mit den Fingern oder ein Aneinanderreiben der Ober- und Unterlippe zum Verteilen der Creme ist wesentlich sanfter und hält die Lippenhaut schön geschmeidig.

Wirkung

- Dexpanthenol ist der Stoff, der in den meisten Wund- und Heilcremes und in medizinischen Augen- und Lipppencremes eingesetzt wird. Dexpanthenol dringt sehr gut in die

Haut ein, wirkt regenerativ, unterstützt die Zellteilung, hilft der Haut Feuchtigkeit zu speichern und macht sie widerstandsfähiger.

- Bisabolol ist einer der wichtigsten Inhaltsstoffe der Kamille. Es wirkt entzündungshemmend und sehr stark reparativ, wodurch kleine Wunden schneller abheilen und Entzündungen rasch abklingen.

- Lanolin besteht aus Wollwachs, Wasser und Paraffin. Es vereint hervorragende pflegende Eigenschaften und wird oft in Lippenstiften verwendet. Es schützt die empfindliche Haut gegen Umwelteinflüsse, verhindert Rauigkeit und macht spröde Lippen wieder geschmeidig.

- Salbeiöl enthält die begehrten Phytohormone, die in sehr teuren Cremes eingesetzt werden. Es festigt das Gewebe und erhöht die Spannkraft. Außerdem wirkt es heilend, adstringierend und keimtötend und wird auch aus diesem Grund in vielen Mund- und Halsmitteln gegen Entzündungen eingesetzt.

Zutaten und Preise

Alle Inhaltsstoffe können in der Apotheke gekauft werden. Die Substanzen zur Herstellung von 10 Gramm Lippenpflege kosten rund zwei Euro. Gefäße sind in allen Größen günstig in Apotheken erhältlich, vor der Abfüllung jedoch auch diese nochmals mit Alkohol reinigen.

Unisex-Pflege –
Tagescreme für Mann und Frau

So verschieden die Haut von Männern und Frauen ist, so unterschiedlich sind auch die Pflegeansprüche. Bei einem Mann sollte die ideale Creme in der Regel sehr leicht sein, schnell einziehen, keinen Fettfilm auf der Haut hinterlassen, einen mattierenden Effekt haben, leicht entzündungshemmend wirken, die Haut beruhigen (zum Beispiel nach der Rasur), nicht getönt sein und einen neutralen Geruch haben.

Bei Frauen stehen ähnliche »Gesichtspunkte« im Vordergrund: Sie wollen eine geschmeidige Creme, die schnell einzieht, nicht glänzt, beruhigend wirkt und eventuellen Hautunreinheiten vorbeugt. Zudem möchten sie aber auch, dass das Produkt intensiv pflegt, regenerierend wirkt, das Hautbild verfeinert und einen angenehmen Duft entfaltet.

Eine Rezeptur für zwei unterschiedliche Hautstrukturen und die daraus resultierenden verschiedenen Anforderungen und Erwartungen zu entwerfen, ist eine echte Herausforderung, die aber mit nachfolgendem Rezept hervorragend gemeistert werden kann. Alle hier verwendeten Inhaltsstoffe und Grundlagen sind wahre »Alleskönner« und wirken sich bei beiden Geschlechtern positiv auf Hautbeschaffenheit und Hautgefühl aus. Die leichte Textur zieht rasch ein und hinterlässt keinen glänzenden Film auf der Hautoberfläche. Sie ist pflegend, macht die Haut glatt und geschmeidig, verfeinert das Hautbild und wirkt darüber hinaus leicht mattierend.

Rezepturzusammensetzung

Wässrige Anteile:

12 ml	Hamameliswasser
2 g	Glycerin
10 Tr.	Salbeiextrakt
7 Tr.	Myrrhentinktur

Ölige Anteile:

80 g	wasserhaltige hydrophile Salbe
2 ml	Nachtkerzenöl
10 Tr.	Zitronenöl

Herstellung

1. Schritt: GMP!

2. Schritt – der wässrige Teil: Hamameliswasser, Glycerin, Salbeiextrakt und Myrrhentinktur in einem Becherglas miteinander verrühren.

3. Schritt – der ölige Teil: Die wasserhaltige hydrophile Salbe in eine Rührschüssel einwiegen, dann Nachtkerzenöl einwiegen und homogen verrühren.

4. Schritt – Hochzeit: Den wässrigen Teil portionsweise in den öligen Teil einarbeiten. Zitronenöl hineintropfen und zur Salbe zuarbeiten. Während des Rührens mit einem Schaber immer wieder Cremereste vom Rand der Rührschüssel (Fantaschale) in die Mitte streichen.

5. Schritt – Verpackung: Die Creme in ein gereinigtes Töpfchen oder, noch besser, in einen Spender abfüllen, da so hygienischer portioniert werden kann. Beschriften nicht vergessen!

TIPP! In schöne Behälter abgefüllt ist die Creme ein tolles Geschenk, das preiswert und ohne großen Aufwand hergestellt werden kann.

Haltbarkeit und Lagerung

Etwa vier Wochen, je nach Verpackung und Lagerung – kühl gelagert hält die Creme länger.

Wirkung

- Hamameliswasser wirkt adstringierend und tonisierend, wodurch das Hautbild feiner erscheint und sich die Haut weich und geschmeidig anfühlt.
- Glycerin hält die Feuchtigkeit in der Haut und macht die Creme geschmeidig.
- Salbeiextrakt wirkt heilend, straffend und keimtötend.
- Myrrhentinktur wirkt stark entzündungshemmend, adstringierend, gewebefestigend und heilend. Aufgrund dieser Wirkung zählte die Myrrhe schon im Altertum zu den wichtigsten und begehrtesten Heilpflanzen.
- Die wasserhaltige hydrophile Salbe ist eine neutrale, sehr gut verträgliche, kaum fettende Grundlage. Sie zieht schnell ein, hinterlässt keinen Glanz auf der Haut und wirkt mattierend.
- Nachtkerzenöl ist eines der hochwertigsten, leider auch teuersten Öle. Es ist reich an mehrfach ungesättigten Fettsäuren, enthält Vitamin A und E und ist daher in seinen Pflegeeigenschaften kaum zu übertreffen. Es macht die Haut elastisch und wirkt sanft durchblutungsfördernd.

- Zitronenöl entfaltet einen angenehmen Duft und wirkt leicht belebend. Es kann natürlich auch jeder andere Duft verwendet werden, solange er die Haut nicht reizt.

Zutaten und Preise

Alle Inhaltsstoffe können in der Apotheke gekauft werden. Die Substanzen zur Herstellung von 100 Gramm Creme kosten etwa acht Euro. Gefäße sind in allen Größen günstig in Apotheken zu bekommen.

Gesichtspflege: Specials

Anti-Falten-Creme

Die folgende Rezeptur ist besonders hochwertig, denn sie sagt Falten sofort und nachhaltig den Kampf an. Die Creme glättet die Haut, wirkt vorbeugend und ist für Frauen und Männer gleichermaßen ideal. Regenerierende Aufbausubstanzen gelangen tief in die Haut hinein und unterstützen den Zellaufbau. Durchblutungsfördernde und feuchtigkeitsspeichernde Stoffe verbessern die Versorgung der Haut. So wird sie weicher, sieht frischer aus, kleine Fältchen verschwinden und die Entstehung neuer Falten wird verzögert.

Neben dem glättenden Effekt bewirkt die Rezeptur eine optimale Versorgung der Haut mit Wirkstoffen, die sowohl aufbauen als auch schützen. Durch die pigmentregulierende Wirkung und die Zufuhr von essenziellen Wirkstoffen werden kleine Umweltschäden – zum Beispiel durch UV-Strahlung und freie Radikale – ausgeglichen und sogar verhindert.

Auf eine Verwendung eines Parfümzusatzes wurde zugunsten der Hautverträglichkeit vollkommen verzichtet, sodass die Creme ohne Bedenken auch unter Sonneneinstrahlung verwendet werden kann. Ihr Geruch ist aufgrund der hoch dosierten Inhaltsstoffe leicht medizinisch.

Rezepturzusammensetzung

Wässrige Anteile:

1,5 g	Dexpanthenol
0,3 ml	Zitronensäure
2 g	Harnstoff
10 ml	Hamameliswasser
4 g	Aloe-vera-Gel

Ölige Anteile:

36 g	Basiscreme DAC
5 ml	Nachtkerzenöl
1 g	Vitamin E, natürlich
0,5 ml	Salbeiöl

Herstellung

1. Schritt: GMP!

2. Schritt – der wässrige Teil: Dexpanthenol, Zitronensäure, Harnstoff, Hamameliswasser und Aloe-vera-Gel in ein kleines Becherglas einwiegen und durch Rühren lösen.

3. Schritt – der ölige Teil: Basiscreme DAC, Nachtkerzenöl, Vitamin E und Salbeiöl in eine Rührschüssel einwiegen und gleichmäßig verrühren.

4. Schritt – Hochzeit: Unter ständigem intensivem Rühren in kleinen Portionen die wässrige Lösung einarbeiten, bis eine homogene Creme ohne Klümpchen entsteht.

5. Schritt – Verpackung: Es eignet sich jede Cremedose. Wichtig ist, dass das Gefäß dicht abschließt, um einen Wirkstoffverlust und das Eindringen von Keimen zu verhindern. Die Creme hat mehr Volumen, als es das Gewicht vermuten lässt, wählen

Sie also eine großzügige Verpackung. Werden gebrauchte Gefäße wiederverwendet, bitte vorher mit 70-prozentigem Isopropylalkohol reinigen. Beschriften nicht vergessen!

Haltbarkeit und Lagerung

Etwa vier Wochen – kühl gelagert hält die Anti-Faltencreme etwas länger.

Anwendung

Vor dem Auftragen die Haut reinigen, da nur so die wertvollen Inhaltsstoffe optimal aufgenommen werden.

> **TIPP!** Die Creme mindestens einmal täglich genießen. Wird sie abends verwendet, fünfzehn Minuten vor dem Schlafengehen auftragen, damit die Creme und ihre Wirkstoffe nicht auf dem Kopfkissen landen! Beim Auftragen der Creme bitte die Augen aussparen, da das Öl oder Fett empfindliche Augen reizen kann. Hals und Dekolleté sollten stets auch mit einbezogen werden und von dieser perfekten Anti-Aging-Creme profitieren dürfen!

Wirkung

- Dexpanthenol dringt sehr gut in die Haut ein, wirkt regenerativ, unterstützt die Zellteilung, hilft der Haut, Feuchtigkeit zu speichern, und macht sie widerstandsfähiger. Zudem reguliert es die Pigmentierung der Haut.
- Zitronensäure dient zur Einstellung des pH-Wertes und zur Konservierung der Creme.

- Harnstoff dient als Feuchtigkeitsspeicher, unterstützt die Zellneubildung und reguliert die Pigmentierung der Haut.
- Hamameliswasser wirkt leicht adstringierend, leicht entzündungshemmend und tonisierend.
- Aloe-vera-Gel ist feuchtigkeitsspendend, hautstraffend und beruhigt.
- Basiscreme DAC ist eine außerordentlich gut verträgliche Cremegrundlage, die oft von Dermatologen eingesetzt wird. Sie kann viel Feuchtigkeit aufnehmen, wirkt kühlend, zieht gut ein und hinterlässt keinen Fettfilm.
- Nachtkerzenöl ist reich an Vitamin A und E und enthält die für die Haut wichtige Gamma-Linolensäure: Die Hautelastizität verbessert sich, der Wasserverlust wird verringert und die Haut in ihrer Funktion insgesamt unterstützt.
- Vitamin E (natürlich) wirkt der Hautalterung entgegen: durch das Abfangen von freien Radikalen und seine feuchtigkeitsspeichernden, reparativen sowie durchblutungsfördernden Eigenschaften. Zusätzlich enthält es einen natürlichen UV-Schutz.
- Salbeiöl enthält die begehrten Phytohormone, die in sehr teuren Cremes eingesetzt werden. Es festigt das Gewebe und erhöht die Spannkraft.

Zutaten und Preise

Alle Inhaltsstoffe können in der Apotheke gekauft werden. Die Substanzen zur Herstellung von 60 Gramm Anti-Falten-Creme kosten etwa neun Euro.

Maske gegen unreine Haut

Die Ursachen für unreine Haut können sehr unterschiedlich sein: psychische Belastungen, genetische Veranlagung, Stoffwechselstörung, hormonelle Störung, Talgdrüsenüberfunktion, eine Überfettung der Haut von außen – oder schlichtweg die falsche Pflege. Übermäßige Reinigung und scharfe Spezialmittel bewirken auf lange Sicht eine Schwächung der Haut und fördern die Entstehung der Pickel. So vielseitig die Ursachen sein können, die verschiedenen Entwicklungsstadien sind immer die gleichen:

- Durch eine Überproduktion der Talgdrüsen wird die Haut fettiger.
- Durch die Verhornung kann der Schweiß nicht mehr an die Hautoberfläche gelangen und staut sich, was zu einem Verschluss der Ausgänge führt. Dies wird auf der Haut als dunkle Pfropfe, so genannte Mitesser oder Komedone, sichtbar.
- Bakterien siedeln sich in den verstopften Ausgängen an, was zu Entzündungen führt. Durch die Stoffwechselprodukte der Bakterien und den erhöhten Druck auf das Gewebe kommt es zu einem schmerzhaften Spannungsgefühl. Der erhöhte Druck lässt das Gewebe platzen und Eiter dringt in das umliegende Gewebe, wodurch eine schmerzhafte, sichtbare Entzündung entsteht.
- Wird diese Entzündung nicht behandelt und weitet sich aus, entsteht die sehr schmerzhafte Akne oder auch Abszesse. Beim Abheilen kann es durch die Zerstörung des Gewebes zur dauerhaften Narbenbildung kommen.

Die folgende Rezeptur für eine Maske greift äußerst wirksam in die verschiedenen Phasen ein: Bakterien werden bekämpft, Entzündungen werden durch die Anregung des Lymphflusses und die erhöhte Durchblutung schneller abgebaut, die Haut wird beim Aufbau und bei der Heilung unterstützt und einer Narbenbildung somit weitgehend vorgebeugt. Bei rechtzeitiger Anwendung können sogar Unreinheiten verhindert werden, was auch eine vorbeugende Anwendung sinnvoll macht.

Das Wichtigste: Die Rezeptur ist mild und belastet die Haut nicht, sodass einer Neuentstehung von Hautunreinheiten entgegengewirkt wird.

Rezepturzusammensetzung

Wässrige Anteile:

30 g	Weiche Zinkpaste
60 g	Basiscreme DAC
10 g	Heilerde
20 Tr.	Benzoetinktur

Ölige Anteile:

5 Tr.	Bisabolol
20 Tr.	Salbeiöl
10 Tr.	Teebaumöl
10 Tr.	Pfefferminzöl

Herstellung

1. Schritt: GMP!

2. Schritt – der wässrige Teil: Die Zinkpaste in eine Rührschüssel einwiegen und im Wasserbad oder der Mikrowelle bei nicht zu heißer Temperatur schmelzen. Der geschmolzenen Masse die Heilerde zuwiegen und gut verrühren. Basiscreme zugeben und homogen verrühren.

3. und 4. Schritt: Nach dem Erkalten restliche Substanzen zufügen, weiterrühren, bis eine homogene Masse entsteht.

5. Schritt – Verpackung: In ein kleines, möglichst gut zu verschließendes Döschen abfüllen. Werden gebrauchte Gefäße wiederverwendet, bitte vorher mit 70-prozentigem Isopropylalkohol reinigen. Beschriften nicht vergessen!

Haltbarkeit und Lagerung
Etwa vier Wochen – nicht zu warm lagern.

Anwendung
Nach der Reinigung der Haut messerrückendick auf Gesicht, Dekolleté und/oder Rücken auftragen, wobei Augen und Mund großzügig ausgespart werden sollten. Nach 30 bis 40 Minuten Einwirkzeit mit warmem Wasser abnehmen.

Wirkung
- Zinkpaste ist eine sehr gut verträgliche Salbengrundlage mit Zinkoxyd. Sie wirkt entzündungshemmend, adstringierend und heilend. Auch in der Medizin wird sie oft zu Heilzwecken verwendet.
- Basiscreme DAC ist eine außerordentlich gut verträgliche Cremegrundlage, die auch oft von Dermatologen eingesetzt wird. Sie nimmt viel Feuchtigkeit auf, wirkt kühlend, zieht gut ein und hinterlässt keinen Fettfilm.

- Heilerde enthält viele Mineralien und Spurenelemente. Sie regt den Lymphfluss an und baut so Entzündungen ab. Zudem vermag sie Sekret aus der Entzündung aufzusaugen und somit abzubauen.

- Benzoetinktur ist ein alkoholischer Auszug des Benzoeharzes. Sie ist bräunlich und hat einen angenehmen vanilleartigen Geruch. Sie wirkt stark adstringierend, entzündungshemmend sowie desinfizierend.

- Bisabolol ist einer der wichtigsten Inhaltsstoffe der Kamille. Er wirkt entzündungshemmend und sehr stark reparativ, wodurch die Haut schneller abheilt.

- Salbeiöl hat eine starke heilende Wirkung, wirkt straffend und keimtötend.

- Teebaumöl wirkt heilend, durchblutungsfördernd und entzündungshemmend.

- Pfefferminzöl – mit seinem wichtigsten Inhaltsstoff Menthol – wirkt beruhigend, dämmt die Ausbreitung von Bakterien ein und schenkt ein angenehm frisches Gefühl auf der Haut.

Zutaten und Preise

Alle Inhaltsstoffe können in der Apotheke gekauft werden. Die Substanzen zur Herstellung von 100 Gramm Maske kosten etwa neun Euro. Gefäße sind in allen Größen günstig in Apotheken erhältlich.

Anti-Pickel-Paste

Zu den klassischen Hautproblemen gehört spätestens ab dem Beginn der Pubertät eine von niemandem gern gesehene Hauterscheinung: der Pickel! Ein oder mehrere Pickel sind jedoch nicht nur ein optisches Problem, sie können auch schmerzen und im schlimmsten Fall sogar Narben hinterlassen. Um dem bestmöglich entgegenzuwirken, folgt hier die Rezeptur für eine spezielle Anti-Pickel-Paste. Sie wird über Nacht auf die entzündeten Hautstellen aufgetragen, dringt tief ein, trocknet den Pickel aus, desinfiziert und beruhigt die Haut – so werden die Hautunreinheiten schnell zum Abklingen gebracht. Die Haut heilt außerdem wesentlich schneller, sodass das Risiko einer Narbenbildung deutlich reduziert wird.

Rezepturzusammensetzung
Wässrige Anteile:
  30 g   Weiche Zinkpaste
  10 g   Heilerde
  10 Tr. Benzoetinktur
Ölige Anteile:
  10 Tr. Salbeiöl
  5 Tr.   Teebaumöl

Herstellung
1. Schritt: GMP!
2. Schritt – der wässrige Teil: Die Zinkpaste in eine Rührschüssel einwiegen und auf dem Wasserbad oder der Mikro-

welle bei nicht zu heißer Temperatur schmelzen. Der geschmolzenen Masse die Heilerde zuwiegen und gut verrühren.

3. und 4. Schritt: Kurz vor dem Erkalten Benzoetinktur, Teebaumöl und Salbeiöl hineintropfen und bis zum völligen Erkalten weiterrühren.

5. Schritt – Verpackung: In ein kleines, gut zu verschließendes Cremetöpfchen abfüllen. Werden gebrauchte Gefäße wiederverwendet, bitte vorher mit 70-prozentigem Isopropylalkohol reinigen. Beschriften nicht vergessen!

Haltbarkeit und Lagerung
Etwa sechs Monate – kühl lagern.

Anwendung
Nach einer intensiven Gesichtsreinigung vor dem Zubettgehen etwas dicker auf die Entzündungen auftragen. Am nächsten Morgen mit viel lauwarmem Wasser und eventuell ein wenig Reinigungsmilch entfernen.

> **TIPP!** Nach dem Auftragen noch etwa 30 Minuten zum Eintrocknen der Paste einplanen. Wenn sie leicht angetrocknet ist, kann sie nicht auf den Kopfkissenbezug gelangen. Vorsichtshalber trotzdem einen leicht waschbaren Bezug für das Kissen wählen.

Wirkung
- Zinkpaste ist eine sehr gut verträgliche Salbengrundlage mit Zinkoxyd. Sie wirkt entzündungshemmend, adstringie-

rend und heilend. Auch in der Medizin wird sie oft zu Heilzwecken verwendet.

- Heilerde enthält viele Mineralien und Spurenelemente. Sie regt den Lymphfluss an und baut so Entzündungen ab. Zudem vermag sie Sekret aus der Entzündung aufzusaugen und somit abzubauen.
- Benzoetinktur ist ein alkoholischer Auszug des Benzoeharzes. Sie ist bräunlich und hat einen angenehmen vanilleartigen Geruch. Sie wirkt stark adstringierend und entzündungshemmend sowie desinfizierend.
- Salbeiöl wirkt stark heilend, straffend und keimtötend.
- Teebaumöl wirkt heilend, durchblutungsfördernd und entzündungshemmend.

Zutaten und Preise

Alle Inhaltsstoffe können in der Apotheke gekauft werden. Die Substanzen zur Herstellung von 40 Gramm Paste kosten etwa fünf Euro. Gefäße sind in allen Größen in Apotheken erhältlich, ein Gefäß für 50 Gramm kostet etwa zwei Euro.

Aftershave-Pflege für Frauen und Männer

Rasieren ist keine Wohltat für die Haut, sondern eine ständige Reizung: Es werden dabei nämlich nicht nur Haare gekappt, sondern auch kleinere Hautunebenheiten mit abrasiert. Deshalb braucht die Haut nach einer Rasur besondere Unterstützung und man sollte ihr allein schon zur Vorbeugung von Entzündungen eine Nachbehandlung gönnen.

Landläufig werden Aftershave-Lotionen, -Gele sowie flüssiges Aftershave beziehungsweise Rasierwasser angeboten. Vorsicht bei diesen Produkten! Aufgrund ihres meist sehr hohen Alkoholgehaltes desinfizieren sie zwar hemmungslos gründlich, trocknen aber auch sehr stark aus, was für die Haut eine enorme Belastung darstellt. Durch die Trockenheit können Barthaare beim Nachwachsen in die Haut einwachsen – dies führt häufig zu extrem schmerzhaften Entzündungen!

Die folgende Rezeptur ist leicht und zieht schnell ein. Sie beruhigt die Haut, wirkt mild entzündungshemmend und hilft der Haut, sich selbst zu regenerieren. Die feuchtigkeitsspendende Wirkung mindert das Risiko, dass Härchen einwachsen könnten. Auf eine Parfümierung wurde zugunsten der Hautverträglichkeit bewusst verzichtet.

Rezepturzusammensetzung
Wässrige Anteile:

1 g	Dexpanthenol
0,5 ml	Zitronensäure
2,5 g	Harnstoff

5 g	Aloe-vera-Gel
50 ml	Hamameliswasser
10 Tr.	Myrrhentinktur
5 Tr.	Salbeiextrakt

Ölige Anteile:

35 g	Basiscreme DAC

Herstellung

1. Schritt: GMP!

2. Schritt – der wässrige Teil: Dexpanthenol, Zitronensäure, Harnstoff und Aloe-vera-Gel in ein Glas einwiegen, Hamameliswasser zuwiegen und lösen.

3. und 4. Schritt: Die Basiscreme DAC in eine Rührschüssel geben und anteilsweise in kleinen Portionen die Lösung zugeben und dabei ständig rühren. Zum Schluss Myrrhentinktur und Salbeiextrakt zutropfen und nochmals alles homogen verrühren.

ANMERKUNG: Es muss relativ lange gerührt werden, bis eine wirklich homogene Lotion entsteht, eventuell den Rührstab oder Mixer zu Hilfe nehmen oder die Basiscreme in der Mikrowelle oder im Wasserbad auf dem Herd leicht erwärmen.

5. Schritt – Verpackung: Am besten in einen Spender abfüllen. Natürlich kann die Lotion auch in Cremetöpfchen abgefüllt werden, dann jedoch bitte die Creme aus Hygienegründen nur mit gereinigten Fingern entnehmen. Werden gebrauchte Gefäße wiederverwendet, bitte vorher mit 70-prozentigem Isopropylalkohol reinigen. Beschriften nicht vergessen!

Haltbarkeit und Lagerung

Etwa vier Wochen, je nach Verpackung und Lagerung – kühl gelagert hält sie etwas länger.

Anwendung

Nach dem Rasieren auf die Haut auftragen.

Die Lotion ist sowohl für Frauen als auch für Männer bestens geeignet und kann im Gesicht und auf dem Körper aufgetragen werden.

Wirkung

- Dexpanthenol ist der Stoff, der in den meisten Wund- und Heilcremes verwendet wird. Es unterstützt den Zellaufbau, wirkt regenerierend und heilend.
- Zitronensäure dient zur Einstellung des pH-Wertes und zur Konservierung des Konzentrates.
- Harnstoff dient als Feuchtigkeitsspeicher, unterstützt die Zellneubildung und reguliert die Pigmentierung der Haut.
- Aloe-vera-Gel wirkt feuchtigkeitsspendend, hautstraffend und beruhigend.
- Hamameliswasser wirkt leicht adstringierend, ist leicht entzündungshemmend, macht die Haut weich und wirkt äußerst erfrischend.
- Myrrhentinktur wirkt stark entzündungshemmend, adstringierend, gewebefestigend und heilend. Aufgrund dieser

Wirkung zählte die Myrrhe schon im Altertum zu den wichtigsten und begehrtesten Heilpflanzen.

- Salbeiextrakt wirkt heilend, straffend und keimtötend. Auch um den Haarwuchs eventuell leicht zu reduzieren, ist Salbeiextrakt geeignet – es enthält nämlich zudem östrogenähnliche Stoffe.
- Basiscreme DAC ist eine außerordentlich gut verträgliche Cremegrundlage, die oft von Dermatologen eingesetzt wird. Sie kann viel Feuchtigkeit aufnehmen, wirkt kühlend und zieht gut ein.

Zutaten und Preise
Alle Inhaltsstoffe können in der Apotheke eingekauft werden. Die Substanzen zur Herstellung von 100 Gramm Aftershave-Pflege kosten etwa neun Euro.

Mundwasser

Nach dem Zähneputzen oder einfach zwischendurch ist Mundwasser eine optimale Lösung, um frischen Atem mit der gesunden Pflege des Zahnfleisches zu verbinden. Das folgende Mundwasser wirkt entzündungshemmend, ein entscheidender Vorteil, da man mit der Zahnbürste nicht alle Winkel erreicht. Zusätzlich fördert es die Durchblutung, schützt das Zahnfleisch und lässt kleine Wunden schneller abheilen. Der

Atem wird erfrischt und bei regelmäßiger Anwendung kann sogar Erkältungsbeschwerden wie Halsentzündungen vorgebeugt werden.

Die angegebene Rezeptur ist ein Konzentrat: Bei der Anwendung genügen einige Tropfen in einem Glas mit Wasser, um eine optimale Wirkung zu erzielen.

In vielen herkömmlichen Mundwassern werden Zucker oder Zuckeraustauschmittel zur Geschmacksverbesserung eingesetzt. Da dies jedoch die Bildung von Karies fördert, wurde in dieser Rezeptur auf Extra-Zutaten für einen besseren Geschmack verzichtet – es schmeckt trotzdem sehr angenehm!

Rezepturzusammensetzung
Wässrige Anteile:

1 g	Dexpanthenol
75 ml	Alkohol 90 %, rein
5 ml	Kamillentinktur
5 ml	Salbeitinktur
30 Tr.	Benzoetinktur
30 Tr.	Thymianextrakt

Ölige Anteile:

30 Tr.	Pfefferminzöl

Herstellung
1. Schritt: GMP!
2., 3. und 4. Schritt: Dexpanthenol in ein Becherglas einwiegen, Alkohol zuwiegen und lösen. Kamillenextrakt und Salbeitinktur zuwiegen und mischen. In die Endverpackung füllen

und Benzoetinktur, Thymianextrakt und Pfefferminzöl hinein-tropfen. Dann in der geschlossenen Flasche gut schütteln, bis das Öl emulgiert ist.

5. Schritt – Verpackung: Am besten in eine dicht schließende, dunkle Glasflasche abfüllen. Da die Dichte von Alkohol gering ist, ein größeres Gefäß wählen. Das Gefäß nach Entnahme sorgfältig verschließen, um ein Verdunsten der flüchtigen In-haltsstoffe zu verhindern. Werden gebrauchte Gefäße wieder-verwendet, bitte vorher mit 70-prozentigem Isopropylalkohol reinigen. Etikett mit Verwendungszweck und Herstellungs-beziehungsweise Haltbarkeitsdatum anbringen. Zusätzlich mit dem Hinweis »Vor Gebrauch schütteln« versehen.

Haltbarkeit und Lagerung

Etwa sechs Monate, je nach Verpackung. Die enthaltenen Wirkstoffe sind nicht bakteriell anfällig und der Alkoholgehalt der Pflanzenauszüge konserviert zusätzlich – deshalb kann auf eine weitere Konservierung verzichtet werden.

Anwendung

Vor Gebrauch stets gut schütteln! Einmal täglich je nach Ge-schmack etwa 20 Tropfen in ein halbes Glas lauwarmes Was-ser tropfen und damit den Mundraum ausspülen. Nicht mit Wasser nachspülen.

Wirkung

- Dexpanthenol ist der Stoff, der in den meisten Wund- und Heilcremes eingesetzt wird. Es ist einer der beliebtesten

Inhaltsstoffe in der Pharmazie und Kosmetik und machte in letzter Zeit unter der Bezeichnung Provitamin (Provitamin B 5) von sich reden. Er dringt in die Haut ein, unterstützt sie im Aufbau, wirkt regenerierend und beugt dem »Wundwerden« vor. Er ist der heilende Bestandteil verschiedenster medizinischer Produkte wie zum Beispiel Augentropfen, Mund- und Nasensalben, Wund- und Heilcremes.

- 90-prozentiger reiner Alkohol wirkt durchblutungsfördernd und stärkt das Zahnfleisch. Die eingesetzten Wirkstoffe werden so besser aufgenommen.

- Kamillentinktur enthält Bisabolol und Azulen – Wirkstoffe, die entzündungshemmend, beruhigend und sogar wundheilend sind.

- Salbeitinktur wirkt stark heilend, adstringierend und keimtötend und wird auch aus diesem Grund in vielen Mund- und Halsmitteln gegen Entzündungen eingesetzt.

- Benzoetinktur ist ein alkoholischer Auszug des Benzoeharzes. Sie ist bräunlich und hat einen angenehmen vanilleartigen Geruch. Sie wirkt stark adstringierend, entzündungshemmend sowie desinfizierend.

- Thymianextrakt ist das Mittel gegen Keime und Bakterien. Die Inhaltsstoffe sind vor allem die ätherischen Öle und das Thymol. Übrigens eines der ältesten Mittel bei Halsschmerzen.

- Pfefferminzöl – mit seinem wichtigsten Inhaltsstoff Menthol – dient zur Aromatisierung, wirkt beruhigend auf Zahnfleisch und Mundschleimhaut, dämmt die Ausbreitung von Bakterien ein und schenkt dem Atem Frische.

ACHTUNG! Die enthaltenen Inhaltsstoffe sind sehr hoch dosiert. Um einer Allergie oder Überempfindlichkeit vorzubeugen, bitte erst eine kleine Menge vorsichtig testen. Bitte außerhalb der Reichweite von Kindern aufbewahren und so eine versehentliche Einnahme verhindern.

Zutaten und Preise

Alle Inhaltsstoffe können in der Apotheke gekauft werden. Die Substanzen zur Herstellung von 100 ml Mundwasser kosten etwa acht Euro. Gefäße sind in allen Größen günstig in Apotheken erhältlich.

Kindercreme

Die zarte Haut von Kindern hat besondere Bedürfnisse. Die folgende Creme schützt die sensible Kinderhaut und hält sie weich und geschmeidig. Darüber hinaus beugt sie Entzündungen und dem »Wundwerden« vor und lässt kleine Defekte schneller abheilen. Sie ist bei Säuglingen und Kleinkindern für den ganzen Körper inklusive des Gesichts hervorragend geeignet. Bitte dennoch vor einem großflächigen Auftragen an einer kleinen Stelle testen, denn auch bei vorsichtiger und wohlüberlegter Auswahl der Inhaltsstoffe lässt sich eine Allergie niemals mit absoluter Sicherheit ausschließen.

Aufgrund ihrer Zusammensetzung ist die geschmeidige Creme wenig anfällig gegen Bakterien. Sie sollte aber wegen des bewussten Verzichts auf Konservierungszusätze nicht länger als vier Wochen verwendet werden. Da diese Rezeptur auch für Säuglinge geeignet ist, wird auf Parfüm- und Geruchsstoffe ebenfalls vollständig verzichtet. Sie riecht also, bedingt durch die verwendeten Inhaltsstoffe, angenehm nach Kakao und Kamille. Bei größeren Kindern bietet es sich an, mit ihnen zusammen den passenden Duft auszusuchen und die Creme auch gemeinsam herzustellen.

Rezepturzusammensetzung
Wässrige Anteile:

1,5 g	Dexpanthenol
10 ml	destilliertes Wasser, frisch abgekocht
5 g	Glycerin

Ölige Anteile:

25 g	Kakaobutter
10 g	Wollwachsalkoholsalbe
25 ml	Mandelöl
7 Tr.	Kamillenöl
12 Tr.	Carotinöl

Herstellung
1. Schritt: GMP!

2. Schritt – der wässrige Teil: Dexpanthenol in ein kleines Becherglas einwiegen und in dem frisch abgekochten und noch heißen destillierten Wasser lösen (erst nach dem Abkochen abwiegen, da sonst zu viel Wasser verdunstet). Dann Glycerin zuwiegen und verrühren.

3. Schritt – der ölige Teil: Kakaobutter und Wollwachsalkoholsalbe in eine Rührschüssel einwiegen und in einem Wasserbad unter ständigem Rühren cremig schmelzen. Mandelöl dazuwiegen und einrühren.

4. Schritt – Hochzeit: Den wässrigen Teil in die ölige Phase ganz langsam und portionsweise einrühren. Mit einem Schaber den Rand der Rührschüssel säubern und rühren, bis die Masse homogen ist. Kamillenöl und Carotinöl hinzutropfen und nochmals gut durchrühren. Bei der Herstellung zusammen mit Kindern eventuell abschließend den Lieblingsduft einarbeiten.

ACHTUNG! Solange die Creme warm ist, bleibt sie eher dünnflüssig. Beim Erkalten wird ihre Konsistenz härter. Bis die geschmeidige Creme ihre endgültige Konsistenz annimmt, dauert es etwa 24 Stunden. In dieser Zeit ab und zu umrühren. Sie dürfen aber trotzdem schlafen und brauchen keinen Wecker zu stellen! Sollte sich die Creme doch getrennt haben, einfach noch einmal leicht erwärmen.

5. Schritt – Verpackung: Die fertige Creme in ein Döschen mit Schraubverschluss abfüllen und nicht zu warm lagern. Werden gebrauchte Gefäße wiederverwendet, bitte vorher mit 70-prozentigem Isopropylalkohol reinigen. Beschriften nicht vergessen!

Haltbarkeit und Lagerung
Etwa vier Wochen – am besten kühl lagern.

Anwendung

Sanft auf die empfindliche Kinderhaut auftragen, gerne mit Spaß und Fantasie: Cremegesichter, Rückenmassage – alles, was die Kleinen eben so lieben...

Wirkung

- Dexpanthenol ist der Stoff, der in den meisten Wund- und Heilcremes eingesetzt wird. Es unterstützt die Haut in ihrer Funktion, kleinere Defekte heilen schnell ab. Es beugt außerdem dem »Wundwerden« vor.
- Wasser dient als Lösungsmittel und Trägerstoff der Wirkstoffe.
- Glycerin hält die Feuchtigkeit in der Haut und macht die Creme geschmeidig.
- Kakaobutter wird bei der Herstellung von Kakao gewonnen. Sie ist bröselig, leicht fettig, hat einen angenehmen Geruch und wird nicht schnell ranzig. Sie schmilzt bei Körpertemperatur – ein positiver Nebeneffekt, der das Auftragen erleichtert.
- Wollwachsalkoholsalbe wird bei der Aufbereitung von Schafwolle als gelbe, salbenartige Masse gewonnen. Es dient als Emulgator, Salbengrundlage sowie als Hautschutz und wird in der Regel sehr gut vertragen. Früher galt diese hervorragende Grundlage als schlecht verträglich, was an den Pestizidrückständen der Schafwolle lag. Die heute erhältliche Ware ist in der Regel frei von Rückständen. Wer auf Nummer sicher gehen möchte, kauft am besten in der Apotheke ein.

- Mandelöl wird durch kalte Pressung aus den reifen Samen der süßen Mandel gewonnen. Es ist geruchlos und fast klar, findet nur in guten kosmetischen Produkten Verwendung, pflegt die Haut und ist aufgrund seiner hohen Verträglichkeit für Babys bestens geeignet.
- Kamillenöl enthält Bisabolol und Azulen – Wirkstoffe, die entzündungshemmend, beruhigend und sogar wundheilend wirken.
- Carotinöl ist ein pflanzlicher, fettiger Farbstoff. Es ist reich an natürlichem Vitamin A und E und wirkt als Zellschutz. Wer seine Creme lieber weiß statt orangefarben mag, lässt es einfach weg.

Zutaten und Preise

Alle Inhaltsstoffe können in der Apotheke gekauft werden. Die Substanzen zur Herstellung von 75 Gramm Creme kosten rund sechs Euro zuzüglich Carotinöl und Kamillenöl, die meist nicht tropfenweise zu bekommen sind. Gefäße sind in allen Größen günstig in Apotheken erhältlich.

Kälteschutzcreme

Unsere dünne Gesichtshaut ist in den Wintermonaten besonders anfällig, da die Haut bei Minusgraden weniger Talg produziert. Durch den gestörten Schutzmantel kommt es dann zu einem erhöhten Feuchtigkeitsverlust, der zusätzlich noch durch die geringe Luftfeuchtigkeit in geheizten Innenräumen verstärkt wird. Vom kalten Wind im Freien können, gefördert durch die Verdunstungskälte, auf der Haut schnell Erfrierungen entstehen.

Um dies zu verhindern und die Haut optimal zu schützen, ist die folgende Rezeptur konzipiert. Die Creme ist sehr reichhaltig und enthält kein Wasser. Wasser würde in den feinen Gefäßen der Haut gefrieren und sie so zum Platzen bringen. Deshalb niemals eine Feuchtigkeitscreme bei längerem Aufenthalt in kalter Witterung verwenden!

Die Creme wird bei Bedarf dünn aufgetragen und bildet so einen schützenden Fettfilm auf der Haut, der das Entstehen von Verdunstungskälte und Feuchtigkeitsverluste verhindert. Auch die Wärme wird so besser in der Haut gespeichert. Die wertvollen Wirkstoffe reparieren kleine Schäden sofort und verhindern schuppige und raue Haut.

Ein kleiner Nachteil ist der entstehende Fettglanz (für diejenigen, die so etwas stört), der jedoch durch einen darüber aufgetragenen Puder schnell gemindert werden kann. Die Schutzcreme ist für Frauen, Männer und Kinder bestens geeignet, sollte aber wirklich nur bei Bedarf eingesetzt werden – für eine ständige Pflege ist sie viel zu reichhaltig.

Rezepturzusammensetzung

Wässrige Anteile:

   1,5 g   Dexpanthenol

Ölige Anteile:

   45 g   Wollwachsalkoholsalbe

   3 ml   Nachtkerzenöl

   0,5 g   Vitamin E, natürlich

   6 Tr.   Bisabolol

   12 Tr.   Carotinöl

Herstellung

1. Schritt: GMP!

2. Schritt – der wässrige Teil: Dieser Schritt entfällt, da der einzig wasserlösliche Stoff – das Dexpanthenol – aufgrund seiner Konsistenz direkt in den öligen Teil eingearbeitet wird.

3. Schritt – der ölige Teil: Wollwachsalkoholsalbe in eine Rührschüssel einwiegen und eventuell leicht erwärmen. Nachtkerzenöl und Dexpanthenol zufügen und gut verrühren. Unter ständigem Rühren Vitamin E, Bisabolol sowie Carotinöl zufügen und homogen verrühren.

4. Schritt – Hochzeit: Auch dieser Teil entfällt.

5. Schritt – Verpackung: Die fertige Creme in ein Döschen mit Schraubverschluss abfüllen. Werden gebrauchte Gefäße wiederverwendet, bitte vorher mit 70-prozentigem Isopropylalkohol reinigen. Beschriften nicht vergessen!

Haltbarkeit und Lagerung

Etwa sechs Wochen – nicht zu warm lagern.

Anwendung

Beim Auftragen der Creme bitte die Augen aussparen, da Öl oder Fett generell empfindliche Augen reizen kann und diese Creme aufgrund ihrer erwünschten Wirkungsweise extrem reichhaltig ist. Den Hals, die Hände und alle Körperteile, die der Kälte ausgesetzt werden, zusätzlich eincremen. Die Creme dünn, aber flächendeckend auftragen.

Wirkung

- Dexpanthenol wird als Inhaltsstoff in der Medizin hauptsächlich zur Wundheilung eingesetzt. Es dringt sehr gut in die Haut ein, wirkt regenerativ und unterstützt die Zellteilung. Es hilft der Haut, Feuchtigkeit zu speichern, und macht sie widerstandsfähiger. Zusätzlich reguliert Dexpanthenol die Pigmentierung der Haut.

- Wollwachsalkoholsalbe ist eine außerordentlich gut verträgliche Cremegrundlage, die oft von Dermatologen eingesetzt wird und durch ihren hohen Fettgehalt der Haut einen absolut sicheren Schutz bietet.

- Nachtkerzenöl ist reich an Vitamin A und E und enthält die für die Haut wichtige Gamma-Linolensäure. Diese verbessert die Elastizität, verringert den Wasserverlust und unterstützt die Funktion der Haut.

- Vitamin E (natürlich) wirkt durch das Abfangen der freien Radikale und seine feuchtigkeitsspeichernden, reparativen sowie durchblutungsfördernden Eigenschaften der Hautalterung entgegen. Es enthält zudem einen natürlichen UV-Schutz.

- Bisabolol ist einer der wichtigsten Inhaltsstoffe der Kamille. Er wirkt entzündungshemmend und sehr stark reparativ, wodurch kleine Wunden schneller heilen und Entzündungen rasch abklingen.
- Carotinöl ist reich an natürlichem Vitamin A und E und wirkt als Zellschutz. Es gibt der Creme ihre gelb-orange Farbe. Wer seine Creme lieber weiß mag, kann es einfach weglassen.

Zutaten und Preise

Alle Inhaltsstoffe können in der Apotheke gekauft werden. Die Substanzen zur Herstellung von 50 Gramm Creme kosten rund acht Euro. Gefäße sind in allen Größen ebenfalls günstig in Apotheken erhältlich: Eine 50 Gramm fassende Dose (Kruke) kostet beispielsweise etwa drei Euro.

UV- und Sonnenschutz

Der chemische Sonnenschutz steht auf der »Hitliste« der Allergie auslösenden Substanzen ganz weit oben. Daher kommt es immer öfter zu allergischen Hautreaktionen und der so genannten Sonnenallergie. Sehr gut verträglich sind natürliche Öle. Einige pflanzliche Öle enthalten einen natürlichen Lichtschutzfaktor, der bei ungefähr 4 liegt. Hierzu zählen Jojobaöl, Oliven-, Avocado- und Sesamöl.

Diese Öle wurden bereits in der Antike zum Schutz gegen Sonnenbeschwerden eingesetzt. Sie enthalten Wirkstoffe, die die Oxidation verhindern und UV-Strahlen absorbieren. Die enthaltenen Vitamine, vor allem Vitamin A und E, schützen die Zellen vor der negativen Wirkung der Sonne. Zusätzlich spendet die folgende Lotion Feuchtigkeit, sie bewahrt die Haut vor dem Austrocknen und davor, spröde zu werden. So bleibt die Hautbräune lange erhalten.

Rezepturzusammensetzung
Wässrige Anteile:

35 ml	Orangenblütenwasser
5 ml	Hamameliswasser

Ölige Anteile:

5 g	Bienenwachs
5 g	Lanolin
30 ml	Jojobaöl
10 ml	Olivenöl

Herstellung
1. Schritt: GMP!

2. Schritt – der wässrige Teil: Orangenblütenwasser und Hamameliswasser in einem Becherglas abwiegen und nach dem Verrühren leicht erwärmen.

3. Schritt – der ölige Teil: Bienenwachs und Lanolin unter Rühren in einem Wasserbad schmelzen, Jojoba- und Olivenöl zufügen und erwärmen (Alternative: 1,5 Minuten bei 600 Watt in der Mikrowelle, danach durch Rühren lösen).

4. Schritt – Hochzeit: Beide Phasen anteilsweise miteinander vermischen. Hier muss kräftig gerührt werden; wer möchte, kann auch einen Handmixer zu Hilfe nehmen. Die Rührschüssel bedeutet zwar ein wenig mehr Arbeit, ist aber auch leichter zu reinigen. Unter gelegentlichem Rühren erkalten lassen. Nach dem Erkalten nochmals homogen mischen.

5. Schritt – Verpackung: Die fertige Creme in einen Cremetopf oder einen Spender füllen – das ist praktischer und hygienischer. Werden gebrauchte Gefäße wiederverwendet, bitte vorher mit 70-prozentigem Isopropylalkohol reinigen. Beschriften nicht vergessen!

Haltbarkeit und Lagerung

Etwa vier Wochen, je nach Verpackung und Lagerung – kühl gelagert hält die Creme länger. Sie sollte jedoch nicht in den Kühlschrank, da sie dort zu hart würde und ihre Geschmeidigkeit verlieren würde.

Anwendung

Den Sonnenschutz immer eine viertel bis halbe Stunde vor dem Sonnenbaden dünn, aber lückenlos auf die Haut auftragen und daran denken, dass er lediglich Lichtschutzfaktor 4 hat (in etwa) – dafür dürfte es hier kaum zu den bei Sonnenschutzmitteln sonst häufig auftretenden Unverträglichkeiten kommen. Da die Creme zudem einer durch Sonne bereits gereizten Haut hilft, verschafft sie auch nach dem Sonnenbad deutliche Linderung (noch besser: Aftersun-Lotion, siehe Seite 182). Bitte dünn und gleichmäßig auftragen.

Wirkung

- Die Creme bietet im Normalfall ausreichend Schutz für einen Aufenthalt in der Sonne – sie ist jedoch nicht geeignet für ausgedehnte Sonnenbäder oder extreme Bedingungen!

- Die Rezeptur ist wasserfest.

- Die Creme bietet Schutz, ohne die Haut mit unnötigen Konservierungsstoffen, Weichmachern, Farb- und Duftstoffen zu belasten. Auf eine Parfümierung wurde bewusst verzichtet.

- Sie unterstützt die Haut in ihrer Funktion, spendet Feuchtigkeit, schützt vor dem Austrocknen und pflegt.

- Orangenblütenwasser spendet der Haut Feuchtigkeit und wirkt beruhigend.

- Hamameliswasser wirkt adstringierend und tonisierend. In der Medizin wird Hamameliswasser auch zur Wundheilung eingesetzt. Die enthaltenen Gerbstoffe machen die Haut unempfindlicher, was bei leichtem Sonnenbrand Linderung bringt.

- Bienenwachs gibt der Creme ihre Konsistenz und hat den großen Vorteil, dass es nicht ranzig wird. Es verleiht dem Produkt einen wundervollen Duft und schützt die Haut vor dem Austrocknen.

- Lanolin besteht aus Wollwachs, Wasser und Paraffin. Es vereint hervorragende pflegende Eigenschaften. Zudem schützt es die empfindliche Haut vor Umwelteinflüssen, verhindert Rauigkeit und macht spröde Haut wieder geschmeidig.

- Jojobaöl und Olivenöl enthalten Wirkstoffe, die die Oxidation verhindern und UV-Strahlen absorbieren. Die enthaltenen Vitamine, vor allem Vitamin A und E, schützen die Zellen vor der negativen Wirkung der Sonneneinstrahlung.

Zutaten und Preise
Alle Inhaltsstoffe können in der Apotheke eingekauft werden. Die Substanzen zur Herstellung von 100 Gramm Creme kosten etwa neun Euro. Gefäße sind in allen Größen ebenfalls günstig in Apotheken erhältlich.

Wimpernpflege

Lange Wimpern sind ein Hingucker und bilden den Rahmen für schöne Augenblicke. Leider gibt es kein Zaubermittel für verstärktes Wimpernwachstum – die richtige Pflege bewirkt jedoch eine Kräftigung der Wimpern, verhindert so ein frühzeitiges Brechen oder Ausfallen und schafft damit optimale Voraussetzungen für eine volle Wimpernpracht. Am Oberlid befinden sich zwischen 100 und 150 Härchen, die bis zu 12 Millimeter lang werden können; am Unterlid sitzen rund 80 Härchen mit einer Länge von bis zu 8 Millimeter.

Farblose Pflegetuschen gibt es fertig zu kaufen, die folgende Rezeptur kann jedoch sehr gut mit diesen Produkten konkurrieren. Diese Wimpernpflege zeichnet sich durch den Verzicht auf Konservierungsmittel, durch höchste Verträglichkeit sowie eine intensive Pflegewirkung aus.

Rezepturzusammensetzung

Wässrige Anteile:

Keine wässrigen Bestandteile

Ölige Anteile:

6 ml	Mandelöl
5 ml	Weizenkeimöl
0,5 g	Kakaobutter
0,5 g	Lanolin

Herstellung

1. Schritt: GMP!

2. Schritt – der wässrige Teil: Dieser Teil entfällt, da keine wasserhaltigen Bestandteile enthalten sind.

3. Schritt – der ölige Teil: Alles in eine Rührschüssel einwiegen, in der Mikrowelle oder im Wasserbad schmelzen und beim Abkühlen immer wieder rühren. Dann, noch leicht warm, in einen Applikator abfüllen – fertig! Bitte beachten, dass die Kakaobutter erst langsam erstarrt und die endgültige Konsistenz somit erst nach dem völligen Erkalten erkennbar ist – deshalb die Rezeptur noch im leicht warmen, flüssigen Zustand abfüllen. Sollte man den richtigen Zeitpunkt verpasst haben, kann man alles einfach nochmals leicht erwärmen.

4. Schritt – Hochzeit: Auch dieser Teil entfällt.

5. Schritt – Verpackung: Am besten eignen sich Applikatorkartuschen. Entweder eine leere kaufen oder eine alte mit Alkohol reinigen. Wer beim Einfüllen Schwierigkeiten hat, kann eine Plastikspritze verwenden. Wem das zu kompliziert ist, kann die Pflege auch in ein kleines Töpfchen füllen (dafür eventuell den Kakaobutteranteil erhöhen) und mit einer Wimpernspirale auftragen. Werden gebrauchte Gefäße wiederverwendet, bitte vorher mit 70-prozentigem Isopropylalkohol reinigen. Beschriften nicht vergessen!

> **TIPP!** Durch Erhöhung des Kakaobutteranteils kann die Wimpernpflege verfestigt werden – bis hin zur wachsartigen Konsistenz. In ein flaches Töpfchen (Pillendöschen) füllen und mit einem Bürstchen auftragen.

Haltbarkeit und Lagerung

Es sind zwar keine Konservierungsstoffe enthalten, die Rezeptur neigt aufgrund ihrer Bestandteile jedoch nicht zum Ranzigwerden und ist Bakterien gegenüber unempfindlich: Sie ist sehr lange haltbar (etwa ein Jahr und länger!).

Anwendung

Die Pflege kann abends oder auch tagsüber dünn aufgetragen werden. Das Wichtigste, auch zur Vorbereitung für die Pflege, ist das konsequente abendliche Abschminken, da die Wimpern sonst geschädigt werden oder sogar brechen können. Gereinigte Wimpern sind die beste Voraussetzung für die Aufnahme von Pflegewirkstoffen.

Das vorgestellte Produkt schenkt Geschmeidigkeit, Glanz und pflegt die Härchen optimal. Die Wimpern wirken kräftig und das Volumen wird optisch verdichtet – eine schöne Alternative zu farbiger Tusche.

ACHTUNG! Farbige Wimperntusche nicht direkt über die Pflege geben, da die Farbe sonst nicht gut haftet.

Wirkung

- Mandelöl wird durch Kaltpressung aus süßen Mandeln gewonnen, es ist sehr gut verträglich. Reizungen sind äußerst selten, es wird daher oft in öliger Abschminke für die Augen verwendet, verfügt über hervorragende Pflegeeigenschaften und ist fast geruchlos und klar.

- Weizenkeimöl wird durch Kaltpressung aus den Keimen der Weizenkörner gewonnen und bei dunkler kühler Lagerung kaum ranzig. Es ist ein hochwertiges Öl und enthält Lecithin, ungesättigte Fettsäuren und Vitamin A und E. Es gibt dem Haar Glanz und Geschmeidigkeit und hält es elastisch.

- Kakaobutter wird bei der Herstellung von Kakao gewonnen. Sie ist bröselig, leicht fettig, hat einen angenehmen Geruch und wird nicht schnell ranzig. Kakaobutter schmilzt bei Körpertemperatur und verleiht der Wimpernpflege die erhöhte Viskosität – und somit eine Umhüllung jeder einzelnen Wimper. Die Wimpern werden dadurch gekräftigt und optisch verdichtet.

- Lanolin besteht aus Wollwachs, Wasser und Paraffin. Es hat hervorragende pflegende Eigenschaften und wird oft in Lippenstiften verwendet.

Zutaten und Preise

Die Substanzen wie angegeben kosten zusammen unter einem Euro. Sie können in der Apotheke bezogen werden und bei dieser Rezeptur in ein einziges Gefäß eingefüllt werden.

Körperpflege: Basics

Körperöl

Körperöle sind sicher eines der ersten Produkte, die Menschen bewusst für Pflege, Wohlbefinden und Schönheit eingesetzt haben. Sie eignen sich als alleinige Pflege für die trockene, reife Haut sowie für die normale Haut nach einem ausgiebigen Bad oder nach dem Sonnen. Bei fettiger Haut sind Körperöle nicht für den ganzen Körper geeignet – fettige Hautpartien wie zum Beispiel das Dekolleté und der Rücken sollten ausgespart werden. Beine und Arme, besonders die Ellenbogen, sind aber bei fast jedem Menschen für eine reichhaltigere Pflege dankbar!

Rezepturzusammensetzung
Wässrige Anteile:
    Keine wässrigen Bestandteile
Ölige Anteile:
    65 ml   Traubenkernöl
    30 ml   Jojobaöl
    5 ml   Nachtkerzenöl
    3 ml   Zitronenöl

Herstellung
1. Schritt: GMP!

2. Schritt – der wässrige Teil: Dieser Teil entfällt, da keine wässrigen Bestandteile enthalten sind.

3. Schritt – der ölige Teil: Die Herstellung ist äußerst einfach. Es werden alle Öle abgewogen und miteinander gemischt.

4. Schritt – Hochzeit: Auch dieser Teil entfällt.

5. Schritt – Verpackung: Das Öl in eine möglichst dunkle beziehungsweise lichtundurchlässige Glas- oder Plastikflasche (eventuell mit Flascheneinsatz zum besseren Dosieren) abfüllen, da es auf diese Weise nicht so schnell ranzig wird. Am besten kühl und dicht verschlossen lagern. Nach jeder Entnahme die Flasche wegen der flüchtigen Öle sofort wieder verschließen. Werden gebrauchte Gefäße wiederverwendet, bitte vorher mit 70-prozentigem Isopropylalkohol reinigen. Beschriften nicht vergessen!

Haltbarkeit und Lagerung

Etwa drei Monate, je nach Verpackung und Lagerung – kühl gelagert hält das Öl etwas länger.

Wirkung

- Traubenkernöl ist reich an ungesättigten Fettsäuren, die für den Hautaufbau sehr wichtig sind. Es bindet Feuchtigkeit und schützt die Haut vor dem Austrocknen.

- Jojobaöl ist reich an Vitamin F, dem »Hautschutz-Vitamin«. Es dient als Radikalfänger, ähnelt den Lipiden in der Haut, spendet Feuchtigkeit und bildet einen UV-Schutz.

- Nachtkerzenöl wirkt sanft durchblutend, ist reich an mehrfach ungesättigten Fettsäuren und der wichtigen Gamma-

Linolensäure. Es verbessert die Elastizität und verringert den Wasserverlust der Haut. Nachtkerzenöl gilt als eine der besten, aber leider auch der teuersten Grundlagen für Kosmetika.

- Zitronenöl verbessert das Hautbild, erfrischt und wirkt leicht desinfizierend.

Zutaten und Preise

Alle Inhaltsstoffe können in der Apotheke gekauft werden. Die Substanzen zur Herstellung von etwa 100 Gramm Körperöl kosten rund zwölf Euro. Gefäße sind in allen Größen ebenfalls günstig in Apotheken erhältlich.

Badeöl

Manchmal fühlt man sich beim Baden wie in einer kleinen Oase – besonders nach einem anstrengenden Tag. Im wohltuenden Duft und der angenehmen Wärme verdunstet der Stress und man ist danach wie neugeboren. Aber: Auch wenn es noch so schön ist – ein zu langes Bad kann zu einer Strapaze für die Haut werden. Das Wasser von außen entzieht dem Körper nämlich gleichzeitig das in der Haut gespeicherte Wasser. Dies kann man sogar sehen: Wer zu lang in der Wanne liegt, scheint plötzlich um Jahre gealtert. Die Haut ist durch den hohen Feuchtigkeitsverlust schrumpelig geworden.

Auch wenn sich die Haut recht schnell von einer solchen Tortur erholen kann, sollte man sie ihr von vornherein ersparen: Nie länger als 15 bis 20 Minuten und nicht zu heiß baden. Eine Zimmertemperatur von etwa 22 Grad Celsius und eine Wassertemperatur von 34 bis 37 Grad Celsius bilden die optimalen Rahmenbedingungen für ein entspannendes Badevergnügen.

Das folgende Badeöl wirkt rückfettend und pflegend, es schäumt jedoch nicht. Schaum hat zwar den Vorteil, dass die Badewanne nach dem Bad nicht ausgiebig geschrubbt werden muss, er ist aber für die Haut nicht förderlich – die Schaum erzeugenden Inhaltsstoffe trocknen sie aus.

Die Rezeptur ist als Basis konzipiert, die durch Zugabe verschiedener Öle abgewandelt werden kann.

Rezepturzusammensetzung

Wässrige Anteile:

Keine wässrigen Bestandteile

Ölige Anteile:

20 ml   Tween 80

70 ml   Weizenkeimöl

10 ml   Mandelöl

0,5–2 ml ätherisches Öl

TIPP! Die ätherischen Öle aus der Rezeptur lassen sich nach eigenem Geschmack zusammenstellen. Geeignet sind zum Beispiel Melissenöl, Rosmarinöl, Eukalyptusöl oder duftende Öle.

TIPP! Wer auf Badeschaum nicht verzichten möchte, mischt einfach einen handelsüblichen, parfümfreien Badezusatz eins zu eins mit dem selbstgefertigten Badeöl. Der überzeugende Vorteil: kein Ölfilm am Wannenrand!

Herstellung

1. Schritt: GMP!

2. Schritt – der wässrige Teil: Dieser Teil entfällt.

3. Schritt – der ölige Teil: Tween 80 ist ein Emulgator, das heißt, er verbindet das Badewasser mit dem Badeöl. Aus diesem Grund kann man ihn zum wässrigen oder zum öligen Teil zählen. Die Substanzen abwiegen, zusammenschütten und anschließend gut durchmischen – am besten mit einem Glasstab oder einem langen Löffel.

4. Schritt – Hochzeit: Auch dieser Schritt entfällt.

5. Schritt – Verpackung: Das Badeöl sollte in einer gut zu verschließenden, möglichst dunklen Flasche gelagert werden, damit die ätherischen Öle lange ihre volle Wirksamkeit behalten. Werden gebrauchte Gefäße wiederverwendet, bitte vorher mit 70-prozentigem Isopropylalkohol reinigen. Beschriften nicht vergessen!

Haltbarkeit und Lagerung

Mindestens sechs Monate, bei dunkler Verpackung und kühler Lagerung (aber nicht im Kühlschrank!) hält das Öl noch länger. Voraussetzung: Die Flasche ist voll. Je leerer die Flasche wird, umso schneller verdunstet das Öl. Deshalb: Nach dem Öffnen die Packung zügig verbrauchen.

Anwendung

Die gesamte Menge reicht für fünf Vollbäder. Für ein Vollbad rund 20 Milliliter, das entspricht einem Schnapsglas, in das Badewasser einrühren.

Der Pflegeeffekt wird verstärkt, wenn man sich nach dem Bad nicht »abrubbelt«, sondern nur zart mit einem Handtuch abtupft und die Haut bei warmer Raumtemperatur trocknen lässt. So ziehen die auf der Haut aufliegenden Inhaltsstoffe schnell ein und machen sie »babyweich«, streichelzart und berauschend geschmeidig.

Wirkung

- Tween 80 wirkt als Emulgator und sorgt dafür, dass das Öl nicht oben auf dem Wasser schwimmt. Außerdem gilt dieser Stoff als besonders hautverträglich – er wird auch in medizinischen Produkten als Emulgator verwendet.

- Weizenkeimöl wird durch Kaltpressung aus den Keimen der Weizenkörner gewonnen und bei dunkler, kühler Lagerung kaum ranzig. Es ist ein hochwertiges Öl und enthält Lecithin, ungesättigte Fettsäuren und Vitamin A (Carotin) und Vitamin E. Weizenkeimöl wirkt glättend und unterstützt die Haut in ihrer natürlichen Funktion. Es ist übrigens auch bei verschiedenen Hautkrankheiten als unterstützende Pflege bestens geeignet.

- Mandelöl wird durch Kaltpressung aus süßen Mandeln gewonnen und ist sehr gut verträglich; Allergien kommen sehr selten vor. Es wirkt glättend und pflegend und ist auch für fettige Haut hervorragend geeignet.

- Melissenöl wirkt beruhigend und schlaffördernd und riecht angenehm frisch und zitronenartig.
- Rosmarinöl wirkt durchblutungsfördernd und entzündungshemmend. Es eignet sich vortrefflich zur Muskelentspannung und bei rheumatischen Beschwerden.
- Eukalyptusöl wirkt schleimlösend bei Erkältungen und Katarrhen. Es bekämpft Viren und Bakterien und wird schon seit Jahrhunderten als Heilmittel eingesetzt.

Zutaten und Preise

Alle Inhaltsstoffe können in der Apotheke gekauft werden. Die Substanzen zur Herstellung von 100 Gramm Badeöl kosten etwa neun Euro – zuzüglich der verschiedenen ätherischen Öle. Dunkle Flaschen sind in allen Größen unter der Bezeichnung »Medizinflaschen« ebenfalls günstig in Apotheken zu bekommen.

Duftbäder

Manchmal möchte man beim Baden einfach entspannen, ein anderes Mal vielleicht neue Kräfte sammeln oder eine medizinische Wirkung erreichen. Ätherische Öle werden übrigens nicht nur über das Wasser aufgenommen, sondern gelangen auch über die Nasenschleimhäute ins Gehirn, in den Kreislauf und Blutkreislauf, wo sie ihre wohltuende Wirkung entfalten.

- **Anisöl:** entspannend, ausgleichend, krampflösend

- **Arnikaöl:** entzündungshemmend, anregend

- **Eukalyptusöl:** wohltuend bei Erkältungen, befreit die Atemwege, muntert auf

- **Fichtennadelöl:** fördert die Durchblutung, hilft gegen Müdigkeit, wohltuend bei Erkältungen

- **Kamillenöl:** heilend, entzündungshemmend, entspannend, beruhigend, schmerzlindernd, antiseptisch, krampflösend

- **Latschenkieferöl:** anregend, fördert Durchblutung und Konzentration

- **Lavendelöl:** ausgleichend, beruhigend, schlaffördernd, schmerzlindernd

- **Lemongrasöl:** aufmunternd, erfrischend, fördert die Konzentration

- **Melissenöl:** entkrampfend, entblähend, antibakteriell, antiviral, beruhigend, inspirierend

- **Orangenblütenöl:** harmonisierend, stimmungsaufhellend, schmeichelnd

- **Pfefferminzöl:** anregend, stimmungsaufhellend, kühlend, aktivierend, fördert die Durchblutung

- **Ringelblumenöl:** entzündungshemmend

- **Rosenöl:** harmonisierend, stimmungsaufhellend, aphrodisierend

- **Rosmarinöl:** aktivierend, erfrischend, fördert die Konzentration

- **Salbeiöl:** reinigend, belebend, gegen übermäßige Schweißbildung

- **Zitrusöl:** erfrischend, aktivierend, fördert die Konzentration

Duschcreme

Eine Dusche entspannt und ist eine praktische und schnelle Variante der Reinigung – gleichzeitig aber auch eine Strapaze für die Haut. Die meisten angebotenen Duschgele schäumen sehr stark und entfetten die Haut dadurch extrem. Gesunde Haut verträgt diese Prozedur meist ohne Probleme, vorausgesetzt, sie ist nicht durch falsche Pflege oder gesundheitliche Probleme vorbelastet. Empfindliche Haut reagiert mit Rötungen, Juckreiz und trockenen Hautstellen bis hin zu Ekzemen.

Eine fantastische Alternative ist die hier vorgestellte Duschcreme, die mild reinigt, kaum entfettet und die Haut nicht unnötig strapaziert. Es kommt nämlich weniger auf das »Wie oft«, als auf das »Womit« an. Durch die geringe Entfettung bleiben Elastizität, Funktion und Schutz der Haut erhalten und sie wird zusätzlich gepflegt (Rückfettungseffekt). Abgesehen davon ist die Duschcreme reinster Luxus: Sie duftet herrlich frisch und die Haut wird samtweich, was das Duschen zu einem Pflegevergnügen für alle Sinne macht!

Rezepturzusammensetzung

Wässrige Anteile:

    55 g   Weiße Schmierseife

Ölige Anteile:

    25 ml   Mandelöl

    5 ml   Jojobaöl

    5 ml   Salbeiöl

    10 ml   Zitronenöl

Herstellung

1. Schritt: GMP!

2. Schritt – der wässrige Teil: Die Seife in die Rührschüssel einwiegen.

3. Schritt – der ölige Teil: Öle in ein Becherglas einwiegen, gut mischen.

4. Schritt – Hochzeit: Die Öle anteilig in die Seife einarbeiten und gut verrühren.

5. Schritt – Verpackung: Die fertige Emulsion am besten in eine Kunststoffflasche füllen. Werden gebrauchte Gefäße wiederverwendet, bitte vorher mit 70-prozentigem Isopropylalkohol reinigen. Beschriften nicht vergessen!

Haltbarkeit und Lagerung

Etwa sechs Monate, je nach Verpackung und Lagerung – kühl gelagert hält die Duschcreme länger.

Anwendung

Die duftende Duschcreme sparsam auf die nasse Haut auftragen und einreiben. Diese Duschcreme schäumt nicht so stark wie die handelsüblichen Duschbäder, reinigt aber genauso gut! Nach dem Waschen mit viel lauwarmen Wasser gut abspülen.

Wirkung

• Weiße Schmierseife verbindet klassische Milde mit hervorragenden Reinigungseigenschaften. Sie wirkt hier als Emulgator. Als Alternative ist auch ein mildes Babyshampoo geeignet: Es wurde speziell für die sehr empfindliche Haut eines Säuglings mit extrem milden Inhaltsstoffen zusammengesetzt und garantiert so auch für Erwachsene eine maximal milde Reinigung.

- Mandelöl glänzt mit exzellenten hautverträglichen Eigenschaften; Allergien sind sehr selten. Es wirkt glättend, pflegend und eignet sich auch gut für fettige Haut.
- Jojobaöl ist reich an Vitamin F, dem »Hautschutz-Vitamin«. Es wirkt pflegend, regenerativ und schützt vor Austrocknen.
- Salbeiöl wirkt beruhigend und reguliert die Funktion der Schweißdrüsen – dadurch hat es hervorragende geruchshemmende Eigenschaften. Die enthaltenen Gerbstoffe setzen die Schweißbildung herab und hemmen die Geruchsentwicklung. Salbeiöl strafft, glättet und beruhigt die Haut und verfügt über eine heilende und keimtötende Wirkung. Leider hat es auch seinen Preis – es macht die Hälfte aller anfallenden Kosten aus. Wem dies zu teuer ist, kann das Salbeiöl durch das preiswertere Rosmarinöl ersetzen oder einfach weglassen.
- Zitronenöl wirkt entzündungshemmend und belebend und verleiht der Duschcreme ihren herrlich frischen Duft.

Zutaten und Preise

Alle Inhaltsstoffe können in der Apotheke gekauft werden. Die angegebenen Substanzen zur Herstellung von 100 Gramm Duschcreme kosten rund zwölf Euro (nicht besonders preiswert, aber es lohnt sich), ohne das Salbeiöl betragen die Kosten nur etwa die Hälfte. Gefäße sind in allen Größen günstig in Apotheken erhältlich.

Körperpflege: Specials

Badesalz

Dieses Rezept eignet sich für jeden Hauttyp und für Frauen, Kinder und Männer – außerdem bietet es sich als Geschenk geradezu an. Salzbäder gelten übrigens auch als Schlankheitsbäder, da sie den Stoffwechsel ankurbeln und den Feuchtigkeitshaushalt regeln. Das Bad führt der Haut wertvolle Inhaltsstoffe zu und entspannt die Muskulatur. Zugleich erfrischt und belebt es durch seinen wunderbaren Duft. Es pflegt und strafft die Haut, ohne sie durch Konservierungsmittel und Farbstoffe unnötig zu belasten.

Rezepturzusammensetzung
Wässrige Anteile:
   500 g   Meersalz, möglichst grobkörnig
Ölige Anteile:
   15 ml   Tween 80
   30 Tr.   Salbeiöl
   40 Tr.   Melissenöl
   20 Tr.   Zitronenöl

Herstellung
1. Schritt: GMP!

2. Schritt – der wässrige Teil: Salz in eine größere Schüssel einwiegen.

3. Schritt – der ölige Teil: Tween 80 und die Öle in ein Becherglas einwiegen und gut mischen.

4. Schritt – Hochzeit: Die ölige Mischung in kleinen Mengen (teelöffelweise) dem abgewogenen Salz zugeben, dabei gut rühren, bis das Salz gleichmäßig durchfeuchtet ist.

5. Schritt – Verpackung: Das fertige Salz zügig in ein sauberes, trockenes, dicht schließendes Gefäß füllen, da sonst die flüchtigen, ätherischen Öle verdunsten. Beschriften nicht vergessen!

Haltbarkeit
Rund sechs Monate.

Anwendung
Etwa 100 Gramm pro Bad verwenden und nicht länger als zehn Minuten baden, da sonst der Feuchtigkeitshaushalt spürbar beeinträchtigt wird. Nach dem Baden, wenn es die Zeit und Raumtemperatur erlauben, am besten sanft oder gar nicht abtrocknen und die Haut an der Luft trocknen lassen. So können die wertvollen Inhaltsstoffe besonders gut von der Haut aufgenommen werden.

ACHTUNG! Neben seinen zahlreichen positiven Eigenschaften kann Salz die Haut auch austrocknen. Bei sehr trockener Haut deshalb am besten einfach zusätzlich ein bis zwei Esslöffel Pflanzenöl, zum Beispiel Mandelöl, ins Badewasser geben.

Wann Badeöl, wann Badesalz?

Manche Menschen mögen Ölbäder nicht, weil sie einen Fettfilm auf der Haut hinterlassen. Für sie sind Salzbäder eine gute Lösung, um dennoch in den Genuss eines pflegenden Bades zu kommen. Ein weiterer Vorteil des Salzbades liegt darin, dass die Wanne danach nicht ausgiebig geschrubbt werden muss. Salzbäder gehören auch bei verschiedenen Kuren zu den häufig angewandten Behandlungen. Von ihnen profitieren beispielsweise viele Allergiker.

Wirkung

- Meersalz besitzt einen hohen Anteil an Mineralstoffen wie zum Beispiel Magnesium, Kalzium und Schwefel. Der Stoffwechsel wird angekurbelt und es wirkt sich positiv auf die Hautstraffung aus. Die desinfizierende Eigenschaft des Salzes kommt kleineren Hautentzündungen zugute.

- Tween 80 ist ein Emulgator und sorgt dafür, dass die Öle später nicht auf dem Wasser schwimmen. Er gilt als besonders hautverträglich und wird auch in medizinischen Produkten als Emulgator verwendet.

- Salbeiöl strafft die Haut und verleiht ihr durch seine hormonähnlichen Inhaltsstoffe Festigkeit und Spannkraft. Es wirkt beruhigend und reguliert die Funktion der Schweißdrüsen – wirkt also wie ein natürliches Deo. Zusätzlich ist hier die heilende und keimtötende Wirkung von Bedeutung.

- Melissenöl wirkt entspannend auf die Muskulatur und entfaltet einen erfrischenden und belebenden Geruch.
- Zitronenöl ist erfrischend, belebend sowie keimtötend und verbreitet einen angenehmen Duft.
- Mandelöl ist ausgezeichnet verträglich und daher hervorragend zur Glättung und Pflege empfindlicher Haut, aber auch für fettige Haut gut geeignet.

Zutaten und Preise

Alle Öle und das Tween 80 können in der Apotheke gekauft werden. Meersalz gibt es ebenfalls in der Apotheke, aber auch im Reformhaus oder im Bioladen. Die Gesamtkosten belaufen sich auf etwa acht Euro.

Duftcreme

Diese Parfümcreme ist Luxus pur! Sie dient nicht nur zur Pflege der Haut, sondern verwöhnt vor allem unsere Nase – und damit auch alle, denen wir täglich begegnen: ein völlig selbstloser Luxus also! Mit dieser Rezeptur kann das persönliche Parfüm in der gewünschten Intensität auch über lange Zeit erhalten bleiben – für besondere Anlässe oder einfach zum täglichen Genießen.

Der Trick: In die geruchsneutrale Cremegrundlage wird das eigene Parfüm eingearbeitet und so gebunden, dass es nur ganz langsam durch die Körperwärme verdunstet. So bleibt, zusätzlich zur Pflege, der Duft am ganzen Körper und von morgens bis abends erhalten.

Die Creme kann mit dem puren Parfüm kombiniert oder als alleinige, kostbare Dufthülle aufgetragen werden. Das Schöne dabei ist: Sie lässt sich dem neuen Lieblingsduft jederzeit anpassen.

TIPP! Für die Herstellung eines Geschenks reicht meist schon die Parfümmenge einer Gratisprobe aus. Auf diese Weise lässt sich ein ganz persönliches, hochwertiges und zugleich preiswertes Präsent fertigen.

Rezepturzusammensetzung
Wässrige Anteile:

0,5 ml	Zitronensäure
25 ml	Hamameliswasser
3 g	Aloe-vera-Gel

Ölige Anteile:

70 g	Basiscreme DAC
3 g	Isopropylmiristat
	Parfüm (Menge je nach gewünschter Intensität, bei synthetischem Parfümöl bis 10 ml)

Herstellung
1. Schritt: GMP!

2. Schritt – der wässrige Teil: Zitronensäure mit Hamameliswasser in einem Becherglas lösen, Aloe-vera-Gel zuwiegen und mischen.

3. Schritt – der ölige Teil: Basiscreme in eine Rührschüssel einwiegen und mit Isopropylmiristat verrühren.

4. Schritt – Hochzeit: In die Crememischung unter ständigem Rühren die fertige wässrige Lösung anteilsweise einarbeiten. Das Parfümöl erst zum Schluss einarbeiten, da dieses leicht flüchtig ist. Wenn man statt eines synthetischen Parfümöls den eigenen Lieblingsduft wählt, hängt es von der Intensität des Parfüms ab, wie viel man zugeben möchte. Deshalb am besten tropfenweise zuführen, bis die gewünschte Intensität erreicht ist.

5. Schritt – Verpackung: Abgefüllt werden sollte die Duftcreme in einen besonders dicht verschließbaren Tiegel, der dem »schönen« Inhalt idealerweise auch optisch entspricht. Werden gebrauchte Gefäße wiederverwendet, bitte vorher mit 70-prozentigem Isopropylalkohol reinigen. Beschriften nicht vergessen!

> **T I P P !** Wer zu Pigmentflecken neigt, sollte auf die Duftöle Limone, Bergamott und Geranie verzichten, da sie unter Sonneneinwirkung zu Pigmentflecken führen können.

Haltbarkeit und Lagerung

Etwa vier Wochen, je nach Verpackung und Lagerung – kühl gelagert hält die Duftcreme länger. Ganz besonders wichtig ist hier eine nicht zu warme Lagerung – nicht nur wegen der Haltbarkeit, sondern auch wegen des Duftes. Bitte auch immer daran denken, die Creme sofort nach Gebrauch sorgfältig zu verschließen.

Anwendung

Die Creme täglich oder nach dem Duschen auf den Körper auftragen. Aufgrund des relativ hohen Anteils an Duftstoffen können unter intensiver UV-Einstrahlung chemische Verbindungen entstehen, die die Pigmentierung der Haut ungünstig beeinflussen (zum Beispiel beim Duftstoff Bergamott). Deshalb vorsichtshalber nicht vor dem Sonnenbaden oder dem Gang ins Solarium auftragen! Aufgrund der Duftstoffe ist es bei sehr empfindlicher Haut ratsam, die Creme erst vorsichtig zu testen.

Wirkung

- Zitronensäure dient zur Einstellung des pH-Wertes und zur Konservierung der Creme.
- Hamameliswasser wirkt adstringierend und tonisierend, wodurch das Hautbild feiner wirkt. Die Haut fühlt sich weich und geschmeidig an.
- Aloe-vera-Gel spendet Feuchtigkeit und wirkt harmonisierend.
- Basiscreme DAC ist eine außerordentlich gut verträgliche Cremegrundlage, die auch oft von Dermatologen eingesetzt wird.
- Isopropylmiristat ist ein geruchloses synthetisches Öl. Es bindet den Parfümgeruch an sich und setzt ihn langsam

wieder frei. Außerdem trägt es dazu bei, dass sich die Creme leicht verteilen lässt.

- Parfümstoffe sind für den angenehmen Geruch verantwortlich, allerdings sollte darauf geachtet werden, dass sie die Haut nicht reizen.

Zutaten und Preise

Alle Inhaltsstoffe können in der Apotheke gekauft werden. Die Substanzen zur Herstellung von 100 Gramm Creme kosten rund sieben Euro, zuzüglich des ausgewählten Parfüms.

TIPP! Das Angebot an synthetischen Düften ist unendlich. Die verschiedenen Duftnuancen können in Drogerien, Reformhäusern und meist auf Bestellung auch in Apotheken bezogen werden. Einen Duft sollte man jedoch nie nur nach dem Prospekt bestellen – die Überraschungen können unangenehm sein, da die Geschmäcker nun mal sehr verschieden sind. Am sinnvollsten und schönsten ist es, das eigene Parfüm zu verarbeiten.

Achtung: Nicht jedes Duftöl ist zur Verwendung auf der Haut geeignet, bitte beim Kauf nachfragen!

Im Prinzip kann jede fertig gerührte Creme individuell parfümiert werden. Eine Liebhaberin von Chanel Nr. 5 könnte in jedes Produkt ein paar Tropfen ihres Duftes mit hineinrühren. So ist die Creme perfekt auf das Parfüm abgestimmt. In der Creme hält sich der Duft auch länger.

Massageöl

Eine Massage ist ein Highlight für Körper und Seele und daher ein wunderbarer Luxus, den man sich ab und zu leisten sollte. Eine Massage beugt Verspannungen vor oder baut sie ab, sie fördert die Durchblutung und wirkt sich positiv auf Muskulatur und Gelenke aus. Und das richtige Öl rundet eine wohltuende Massage perfekt ab.

Die folgende Rezeptur bleibt leicht auf der Hautoberfläche, sorgt für die nötige Gleitfähigkeit und pflegt schonend. Mit der Zugabe von ätherischen Ölen kann das Massageöl auch eine individuelle Note erhalten.

TIPP! Dieses Massageöl eignet sich ganz hervorragend, um Schwangerschaftsstreifen vorzubeugen. Am besten täglich ein bis zwei Mal zart einmassieren.

Bei einer bestehenden Schwangerschaft sollten allerdings Ylang-Ylang und ätherische Öle weggelassen werden (siehe dazu auch Seite 209).

Rezepturzusammensetzung
Wässrige Anteile:
Keine wässrigen Bestandteile
Ölige Anteile:

65 ml	Weizenkeimöl
20 ml	Traubenkernöl
15 ml	Jojobaöl
10 Tr.	Ylang-Ylang

Je nach gewünschter Wirkung kann außerdem hinzugefügt werden:

3 ml   Melissenöl
3 ml   Rosmarinöl

Herstellung

1. Schritt: GMP!

2. Schritt – der wässriger Teil: Dieser Teil entfällt, da keine wässrigen Bestandteile enthalten sind.

3. Schritt – der ölige Teil: Die Herstellung ist äußerst einfach. Es werden alle Öle abgewogen und miteinander gemischt.

4. Schritt – Hochzeit: Auch dieser Teil entfällt.

5. Schritt – Verpackung: Das Öl in eine möglichst dunkle oder lichtundurchlässige Flasche aus Glas oder Plastik (eventuell mit Flascheneinsatz zum besseren Dosieren) abfüllen, da dies das Öl nicht so schnell ranzig werden lässt. Am besten kühl und dicht verschlossen lagern. Werden gebrauchte Gefäße wiederverwendet, bitte vorher mit 70-prozentigem Isopropylalkohol reinigen. Beschriften nicht vergessen!

Haltbarkeit und Lagerung

Etwa drei Monate, je nach Verpackung und Lagerung – kühl gelagert hält das Massageöl etwas länger.

Wirkung

- Weizenkeimöl ist reich an Vitamin E und Betacarotin, es glättet und verfeinert das Hautbild.
- Traubenkernöl ist reich an ungesättigten Fettsäuren, die für

den Hautaufbau sehr wichtig sind. Es bindet Feuchtigkeit und schützt die Haut vor dem Austrocknen.

- Jojobaöl ist reich an Vitamin F, dem »Hautschutzvitamin«. Es dient als Radikalfänger, ähnelt den Lipiden in der Haut, spendet Feuchtigkeit und bildet einen UV-Schutz.
- Ylang-Ylang normalisiert die Produktion der Talgdrüsen, wirkt tonisierend, stimmungsaufhellend, aphrodisierend.
- Melissenöl wirkt beruhigend und entspannend.
- Rosmarinöl ist belebend, fördert die Durchblutung und wirkt antiseptisch.

Zutaten und Preise
Alle Inhaltsstoffe können in der Apotheke gekauft werden. 100 Gramm des Massageöls kosten etwa 15 Euro. Melissenöl und Rosmarinöl verursachen zusätzliche Kosten. Gefäße sind in allen Größen ebenfalls in Apotheken erhältlich.

Aftersun-Lotion

Früher galt Blässe als vornehm, weil sie signalisierte, dass der blasse Mensch nicht arbeiten musste – während die wettergegerbten Gesichter der Landbevölkerung das Gegenteil verrieten. Heute signalisiert Blässe eher »zu viel« Arbeit – und zwar Büroarbeit –, und wer braun ist, zeigt damit, dass er/sie seine Freizeit zu genießen weiß.

Zu viel Sonne schadet, das ist allseits bekannt. Durch Sonneneinstrahlung altert die Haut auch schneller. Doch Sonneneinstrahlung schadet nicht nur. In vernünftigem Maße genossen schenkt uns die Sonne sehr viel Positives, vor allem Lebensfreude. Auch Vitamin D wird durch die Sonneneinstrahlung vermehrt gebildet. Aknepatienten profitieren stark davon, da sich durch Sonneneinstrahlung das Pickelwachstum vermindert. Auch bei Allergikern kann Sonnenbaden von Vorteil sein, weil manche essenziellen Fette so besser in der Haut gebildet werden können. Wichtig ist, die Sonne immer schonend zu genießen – und sich nicht »brutzeln« zu lassen.

Die folgende Aftersun-Lotion führt der Haut viel Feuchtigkeit zu. Sie ist außerdem reich an wertvollen Wirkstoffen, die von der Haut gespeichert werden können. Die Bräune bleibt auf diese Weise länger erhalten. Außerdem lassen sich mit ihr auch kleine Sonnenschäden ausgleichen und die durch das Sonnen entstandenen Defizite der Haut regulieren: Gerötete Haut wird beruhigt und Spannungsgefühle gemindert.

Die Lotion kühlt, erfrischt und hat einen angenehm belebenden Geruch. Sie zieht rasch ein und hinterlässt keinen Fettfilm. Durch ihre besonders milde Zusammensetzung ist sie nicht nur für Erwachsene, sondern auch als Sonnennachpflege für Kinder ideal geeignet.

Rezepturzusammensetzung
Wässrige Anteile:

2 g   Dexpanthenol
0,5 ml   Zitronensäure

2,5 g	Harnstoff
5 g	Aloe-vera-Gel
45 ml	Orangenblütenwasser
15 ml	Hamameliswasser

Ölige Anteile:

30 g	Basiscreme DAC
5 Tr.	Kamillenöl
0–15 Tr.	Orangenblütenöl (je nach gewünschter Geruchs-intensität)

Herstellung

1. Schritt: GMP!

2. Schritt – der wässrige Teil: Dexpanthenol, Zitronensäure, Harnstoff und Aloe-vera-Gel in ein Glas einwiegen und nach Zugabe von Orangenblütenwasser und Hamameliswasser unter Rühren lösen.

3. Schritt – der ölige Teil: Basiscreme in eine Rührschüssel mit ausreichender Größe einwiegen und das Kamillenöl einarbeiten.

4. Schritt – Hochzeit: Anteilsweise in kleinen Portionen die zuvor hergestellte Lösung zu der Creme zugeben und dabei ständig rühren. Das Orangenblütenöl nach gewünschter Intensität hineintropfen und nochmals alles homogen verrühren. Das kann übrigens eine Weile dauern: nicht aufgeben! Wer nicht so lange rühren mag, kann die Basiscreme und das Orangenblüten- und Hamameliswasser vorher leicht erwärmen.

5. Schritt – Verpackung: Am besten in eine gereinigte Kunststoffflasche abfüllen, eventuell mit Hilfe eines Trichters oder einer großen Plastikspritze. Auch ein Cremetöpfchen ist ein würdiger Ort für die Aftersun-Lotion. Wenn bereits gebrauchte Gefäße wiederverwendet werden, bitte vorher mit 70-prozentigem Isopropylalkohol reinigen. Beim Entnehmen der Creme unbedingt stets auf saubere Finger achten, um die Lotion rein zu halten. Etikett mit Verwendungszweck und Herstellungsbeziehungsweise Haltbarkeitsdatum nicht vergessen.

Haltbarkeit und Lagerung

Etwa vier Wochen, je nach Verpackung und Lagerung – kühl gelagert hält die Aftersun-Lotion etwas länger. Die Mengenangaben sind aus Gründen der Haltbarkeit bewusst für eine kleinere Herstellungsmenge gedacht. Die gängige Verpackungseinheit einer Körperlotion entspricht in etwa der doppelten Menge.

Anwendung

Vor dem Auftragen sollte die Haut gereinigt und von Meerwasser, UV-Schutz-Mittel und Ähnlichem befreit sein. Die Lotion kann für das Gesicht und den ganzen Körper verwendet werden.

Wirkung

- Dexpanthenol ist der Stoff, der in den meisten Wund- und Heilcremes eingesetzt wird. Es unterstützt den Zellaufbau, wirkt regenerierend und heilend.
- Zitronensäure dient zur Einstellung des pH-Wertes und zur Konservierung des Konzentrats.

- Harnstoff ist ein Feuchtigkeitsspeicher, unterstützt die Zellneubildung und reguliert die Pigmentierung der Haut.
- Aloe-vera-Gel spendet Feuchtigkeit, wirkt hautstraffend und beruhigend.
- Orangenblütenwasser beruhigt und harmonisiert.
- Hamameliswasser wirkt leicht adstringierend, ist leicht entzündungshemmend, macht die Haut weich und wirkt äußerst erfrischend.
- Basiscreme DAC ist eine außerordentlich gut verträgliche Cremegrundlage, die auch oft von Dermatologen eingesetzt wird. Sie kann viel Feuchtigkeit aufnehmen, wirkt kühlend und zieht gut ein.
- Das Kamillenöl enthält Bisabolol und Azulen – Wirkstoffe, die entzündungshemmend, beruhigend und sogar wundheilend wirken.
- Orangenblütenöl duftet angenehm zart.

Zutaten und Preise

Alle Inhaltsstoffe können in der Apotheke gekauft werden. Die Substanzen zur Herstellung von 100 ml Aftersun-Lotion kosten etwa neun Euro – zuzüglich Orangenblütenöl, das zwar günstig, allerdings nicht tropfenweise zu bekommen ist.

Pflegeöl mit Mückenschutz

Es könnte ein perfekter lauer Sommerabend sein ... wenn bloß nicht die lästigen Mücken die Stimmung trübten! Guter Rat ist hier meist teuer – und zudem häufig eine Belastung für die Haut. Das folgende, gut verträgliche Mückenöl vertreibt die ungebetenen Gäste, tötet sie aber nicht.

Die Rezeptur entsteht auf rein natürlicher Basis und ergibt ein wunderbar pflegendes Körperöl mit Mückenschutz. Es bietet Ihnen zusätzlich einen Lichtschutzfaktor von 3. Auf eine Konservierung kann aufgrund der Rezepturzusammensetzung verzichtet werden, da die verwendeten Stoffe nicht anfällig für Bakterien sind und die ätherischen Öle zusätzlich konservierend wirken.

Um einen wirksamen Schutz zu erzielen, müssen alle unbedeckten Hautpartien sorgfältig eingerieben werden. Lässt der Geruch deutlich nach, schwitzt man stärker oder ist die Luftfeuchtigkeit erhöht, sollte man sich erneut einölen. Dabei bitte die Schleimhäute aussparen und darauf achten, dass Säuglinge und Kleinkinder das Öl nicht ablecken!

Rezepturzusammensetzung

Wässrige Anteile:

Keine wässrigen Bestandteile

Ölige Anteile:

60 ml   Jojobaöl

35 ml   Avocadoöl

15 Tr.   Nelkenöl

15 Tr.	Zedernöl
10 Tr.	Eukalyptusöl
10 Tr.	Pfefferminzöl
7 Tr.	Citronellöl

Herstellung

1. Schritt: GMP!

2. Schritt – der wässrige Teil: Dieser Teil entfällt.

3. Schritt – der ölige Teil: Öle abwiegen und gut miteinander mischen.

4. Schritt – Hochzeit: Auch dieser Teil entfällt.

5. Schritt – Verpackung: Das Produkt bitte schnell abfüllen, damit sich die Öle nicht verflüchtigen. Am besten sind lichtundurchlässige, dunkle Flaschen, die luftdicht abschließen. Beschriften nicht vergessen!

Haltbarkeit und Lagerung

Etwa fünf Monate, je nach Verpackung und Lagerung – kühl gelagert hält der Mückenschutz etwas länger. Werden gebrauchte Gefäße wiederverwendet, bitte vorher mit 70-prozentigem Isopropylalkohol reinigen.

Anwendung

Auf alle unbedeckten, gefährdeten Körperstellen auftragen, dabei die Augen und Schleimhäute großzügig aussparen.

Wirkung

- Jojobaöl ist reich an Vitamin F, dem »Hautschutzvitamin«.

Es gilt als Radikalfänger, ähnelt den Lipiden in der Haut, spendet Feuchtigkeit und schenkt UV-Schutz.

- Avocadoöl ist dem natürlichen Hautfett ähnlich, es enthält Vitamin A, D, E und Lecithin.
- Diese spezielle Kombination von ätherischen Ölen wehrt Mücken ganz wunderbar ab. Der Geruch wird von den meisten Menschen als angenehm frisch empfunden.

Zutaten und Preise

Alle Inhaltsstoffe können in der Apotheke eingekauft werden. Die Substanzen zur Herstellung von etwa 100 Gramm Mückenschutz-Körperöl kosten rund zehn Euro, zuzüglich der Öle (insgesamt etwa 13 Euro). Diese kann man sich zusammen in ein Fläschchen einwiegen lassen, um die Kosten zu reduzieren und dem Apotheker die Arbeit beim Abfüllen zu erleichtern.

Busen, Beine & Bauch

Pflegespray für Busen und Dekolleté

Das folgende Pflegespray ist zur täglichen Pflege des Busens bestens geeignet. Die Zusammensetzung ist speziell auf die besonderen Bedürfnisse der dünnen und empfindlichen Haut an Brust und Dekolleté abgestimmt. Bei regelmäßiger Verwendung wird die Haut weich und geschmeidig. Die erhöhte Spannkraft lässt kleine Knitterfältchen verschwinden.

Wer in diesem Bereich noch keine Fältchen hat, kann diesen mit dem Pflegespray wunderbar vorbeugen. Ein Spray ist deshalb ideal, weil das etwas stärkere oder ruppige Einmassieren einer Creme schon zu kleineren Rissen in der empfindlichen Haut führen kann.

Die Rezeptur ist leicht und nicht fettend, sodass sie sich auch für zwischendurch eignet und auf Kleidung oder Dessous keine Rückstände hinterlässt. Neben dem pflegenden Effekt und dem angenehm frischen Duft bewirkt die Rezeptur auch eine Tonisierung der Haut – kleinere Hautunreinheiten werden gemindert. Auf die Verwendung eines Parfümzusatzes wurde zugunsten der Hautverträglichkeit vollkommen verzichtet, das Spray kann also auch während oder nach dem Sonnenbad verwendet werden.

Rezepturzusammensetzung

Wässrige Anteile:

0,5 ml	Zitronensäure
2,5 g	Harnstoff
3 g	Glycerin
5 g	Aloe-vera-Gel
40 ml	destilliertes Wasser, frisch abgekocht
30 ml	Hamameliswasser
20 ml	Orangenblütenwasser
20 Tr.	Frauenmanteltinktur

Ölige Anteile:

Keine öligen Bestandteile

Herstellung

1. Schritt: GMP!

2. Schritt – der wässrige Teil: Destilliertes Wasser abkochen und leicht abkühlen lassen. Zitronensäure, Harnstoff, Glycerin und Aloe-vera-Gel in ein Glas einwiegen. Das noch heiße Wasser dazuwiegen und mit einem Glasstab zu einer klaren Lösung rühren. Hamamelis- und Orangenblütenwasser nach dem Abkühlen zuwiegen, Frauenmanteltinktur hineintropfen. Gut durchmischen und in einen Pumpzerstäuber abfüllen.

3. Schritt – der ölige Teile: Dieser Teil entfällt.

4. Schritt – Hochzeit: Auch dieser Teil entfällt.

5. Schritt – Verpackung: Am besten eignen sich kleine Sprayflaschen. Sollte gerade keine greifbar sein, einfach in ein Fläschchen abfüllen und mit einem Wattepad auf das Dekolleté auftragen. Werden gebrauchte Gefäße wiederverwendet, bitte vorher mit 70-prozentigem Isopropylalkohol reinigen. Beschriften nicht vergessen!

Haltbarkeit und Lagerung
Etwa vier Wochen, je nach Verpackung und Lagerung – kühl gelagert hält es etwas länger.

Anwendung
Beliebig oft aufsprühen, um einen anhaltenden Effekt zu erzielen; mindestens einmal täglich.

Wirkung
- Zitronensäure dient zur Einstellung des pH-Wertes und zur Konservierung des Konzentrats.
- Harnstoff dient als Feuchtigkeitsspeicher, unterstützt die Zellneubildung und reguliert die Pigmentierung der Haut.
- Glycerin hält die Feuchtigkeit in der Haut und macht sie geschmeidig.
- Aloe-vera-Gel spendet Feuchtigkeit und wirkt hautstraffend und beruhigend.
- Destilliertes, frisch abgekochtes Wasser dient als Trägerstoff und Lösungsmittel der Wirkstoffe.
- Hamameliswasser wirkt leicht adstringierend, leicht entzündungshemmend sowie tonisierend.
- Orangenblütenwasser hemmt Körpergeruch, wirkt beruhigend und verbreitet einen zarten Duft.
- Frauenmanteltinktur strafft und stärkt das Bindegewebe.

Zutaten und Preise

Alle Inhaltsstoffe können in der Apotheke gekauft werden. Die Substanzen zur Herstellung von 100 ml Dekolleté-Spray kosten rund acht Euro, zuzüglich der Frauenmanteltinktur, die zwar günstig, jedoch nicht tropfenweise zu bekommen ist. Gefäße sind in allen Größen günstig in Apotheken erhältlich.

Dekolleté-, Hals- und Schulterpflege

Nicht nur im Sommer ist ein gepflegtes Dekolleté ein echter Blickfang – und einem solchen Schmuckstück sollte man besondere Aufmerksamkeit schenken. Nach der folgenden Rezeptur entsteht eine Pflege, die den höchsten Ansprüchen für die Bereiche Hals, Dekolleté und Schultern gerecht wird.

Sie eignet sich optimal für die trockene und reife Haut und ihre Zusammensetzung ist auf die besonderen Bedürfnisse der dünnen und empfindlichen Dekolleté-Haut abgestimmt. Die Haut im Dekolletébereich unterscheidet sich wesentlich von der Haut an anderen Körperstellen: Sie besitzt nur wenig Talgdrüsen und kaum Unterhautfettgewebe – und das macht sie extrem empfindlich.

Eine besondere Zuwendung wird hier doppelt belohnt, da eine Pflege diese Hautpartie auch den Busen »in Form« hält. Auf die Verwendung eines Parfümzusatzes wurde zugunsten der Hautverträglichkeit vollkommen verzichtet, sodass die

Creme ohne Bedenken auch unter Sonneneinstrahlung verwendet werden kann. Der Geruch ist aufgrund der hoch dosierten Inhaltsstoffe intensiv medizinisch.

Rezepturzusammensetzung

Wässrige Anteile:

0,5 ml	Zitronensäure
2 g	Harnstoff
4 g	Aloe-vera-Gel
1,5 g	Glycerin
15 ml	Hamameliswasser
20 Tr.	Zinnkrautextrakt

Ölige Anteile:

70 g	Basiscreme DAC
1 ml	Salbeiöl
3 ml	Nachtkerzenöl

Herstellung

1. Schritt: GMP!

2. Schritt – der wässrige Teil: Zitronensäure, Harnstoff, Aloe-vera-Gel, Glycerin, Hamameliswasser und Zinnkrautextrakt in ein Becherglas einwiegen und durch Rühren lösen.

3. Schritt – der ölige Teil: Basiscreme DAC in eine Rührschüssel einwiegen, Salbeiöl und Nachtkerzenöl zuwiegen und verrühren.

4. Schritt – Hochzeit: Unter ständigem intensivem Rühren die fertige Lösung von Schritt 2 in kleinen Portionen einarbeiten, bis eine klümpchenfreie, homogene Creme entsteht.

5. Schritt – Verpackung: In eine gut verschließbare Cremedose abfüllen. Werden gebrauchte Gefäße wiederverwendet, bitte vorher mit 70-prozentigem Isopropylalkohol reinigen. Beschriften nicht vergessen!

Haltbarkeit und Lagerung

Etwa vier Wochen, je nach Verpackung und Lagerung – kühl gelagert hält die Creme etwas länger.

Anwendung

Beliebig oft auftragen und leicht einmassieren. Um einen anhaltenden Effekt zu erzielen, mindestens einmal täglich anwenden. Bitte beachten Sie, dass ein stärkeres oder ruppiges Einmassieren einer Creme zu kleineren Rissen in der empfindlichen Haut führen kann – deshalb am besten immer mit zarten, kreisenden Bewegung eincremen.

Die Creme eignet sich auch hervorragend als regenerierende Pflegemaske, wenn sie etwas dicker aufgetragen wird: Zur Anwendung als Packung sehr großzügig auf den Hals- und Dekolletébereich auftragen, 30 bis 60 Minuten einwirken lassen. Nicht eingezogene Reste können mit einem Papiertuch abgenommen oder einfach auf der übrigen Haut verteilt werden. Um den Effekt zu erhöhen, während des Einwirkens die Hautpartien mit einer Folie abdecken.

A C H T U N G ! Bei Schilddrüsenproblemen bitte die Folie an der Halsmitte aussparen.

Wirkung

- Zitronensäure dient zur Einstellung des pH-Wertes und zur Konservierung des Konzentrats.
- Harnstoff dient als Feuchtigkeitsspeicher, unterstützt die Zellneubildung und reguliert die Pigmentierung der Haut.
- Aloe-vera-Gel spendet Feuchtigkeit und wirkt hautstraffend und beruhigend.
- Glycerin hält die Feuchtigkeit in der Haut und macht die Haut geschmeidig.
- Hamameliswasser wirkt leicht adstringierend, leicht entzündungshemmend und tonisierend.
- Zinnkrautextrakt enthält für das Bindegewebe wichtige Aufbausubstanzen. Den darin enthaltenen Mineralien wie zum Beispiel Kieselsäure und stoffwechselanregenden Stoffen wie Vitamin C wird eine erhöhte Fettverbrennung zugeschrieben.
- Basiscreme DAC ist eine außerordentlich gut verträgliche Cremegrundlage, die auch oft von Dermatologen eingesetzt wird. Sie kann viel Feuchtigkeit aufnehmen, wirkt kühlend, zieht gut ein und hinterlässt keinen Fettfilm.
- Salbeiöl enthält die begehrten Phytohormone, die auch in sehr teuren Cremes Verwendung finden. Es festigt das Gewebe und erhöht die Spannkraft.
- Nachtkerzenöl ist reich an Vitamin A und E und enthält die für die Haut wichtige Gamma-Linolensäure, wodurch sich die Elastizität verbessert, der Wasserverlust verringert und die Haut in ihrer Funktion unterstützt wird.

Zutaten und Preise

Alle Inhaltsstoffe können in der Apotheke gekauft werden. Die Substanzen zur Herstellung von 100 Gramm Dekolletépflege kosten rund zehn Euro. Gefäße sind in allen Größen günstig in Apotheken zu bekommen.

Beinpflege

Unsere Beine tragen uns durchs ganze Leben und leisten täglich harte Arbeit. Stehen, gehen, laufen – das kann vor allem bei heißen Temperaturen ganz schön schlauchen. Manchmal sind die Beine dann müde und schwer, es kann zu Durchblutungsstörungen, Schwellungen und sogar zu Krampfadern kommen.

Mit der folgenden Rezeptur können Sie Ihren Beinen eine spezielle Pflege gönnen, Beschwerden vorbeugen oder sie lindern – nach Sport und Sauna oder nach einem besonders anstrengenden Tag. Die Lotion erfrischt müde Beine, regt die Durchblutung an und beugt Krampfadern vor. Eine solche hochwertige Wirkstoffkombination wird auch in medizinischen Salben bei kleinen Sportverletzungen wie Blutergüssen und Verstauchungen verwendet. Die Haut wird wundervoll gepflegt und fühlt sich einfach toll an!

Rezepturzusammensetzung

Wässrige Anteile:

0,5 ml	Kampfer
60 ml	Destilliertes Wasser, frisch abgekocht
5 g	Aloe-vera-Gel
1 ml	Arnikatinktur
1 ml	Ringelblumentinktur
1 ml	Rosskastanienextrakt
1 ml	Beinwellwurzeltinktur

Ölige Anteile:

35 g	Basiscreme DAC

Herstellung

1. Schritt: GMP!

2. Schritt – der wässrige Teil: In einem Becherglas den Kampfer mit dem frisch abgekochten, noch leicht warmen destillierten Wasser lösen. Aloe-vera-Gel, Arnikatinktur, Ringelblumentinktur, Rosskastanienextrakt und Beinwellwurzeltinktur zuwiegen und verrühren.

3. Schritt – der ölige Teil: Die Basiscreme in eine ausreichend große Rührschüssel einwiegen.

4. Schritt – Hochzeit: Anteilsweise kleine Portionen der Lösung in die Creme einarbeiten, dabei ständig rühren. Es kann eine Weile dauern, bis die Lösung homogen ist. Ein das Verrühren erleichterndes Erwärmen ist hier ausgeschlossen, da sich der Kampfer und Inhaltsstoffe der Tinkturen beim Erwärmen schnell verflüchtigen würden.

5. Schritt – Verpackung: Am besten in eine Kunststoffflasche abfüllen, eventuell mit Hilfe eines Trichters oder einer großen Plastikspritze. Werden gebrauchte Gefäße wiederverwendet, bitte vorher mit 70-prozentigem Isopropylalkohol reinigen. Beschriften nicht vergessen! Die Lotion kann auch in Cremetöpfchen abgefüllt werden. Die Creme aus Hygienegründen bitte nur mit gereinigten Fingern entnehmen. Das Gefäß nach der Entnahme sorgfältig verschließen, um ein Verdunsten der flüchtigen Inhaltsstoffe zu verhindern.

Haltbarkeit und Lagerung

Rund vier Wochen, je nach Verpackung und Lagerung – kühl gelagert hält die Lotion etwas länger. Die enthaltenen Wirkstoffe sind nicht anfällig für Bakterien und der Alkoholgehalt der Pflanzenauszüge konserviert zusätzlich.

> **TIPP!** Die Lagerung im Kühlschrank erhöht nicht nur die Haltbarkeit der Rezeptur: Kühl aufgetragen wirkt die Creme noch intensiver.

Anwendung

> **ACHTUNG!** Die enthaltenen Inhaltsstoffe sind sehr hoch dosiert. Um einer Allergie oder Überempfindlichkeit vorzubeugen, bitte erst eine kleine Menge testen.

Die Lotion kann sowohl vor der Belastung als auch danach angewandt werden. Ein sanftes Einmassieren unterstützt die Wirkung der Inhaltsstoffe zusätzlich. Besonders entspannend ist es, während des Einmassierens die Beine hochzulagern. Zur Entlastung der Venen immer von unten nach oben massieren.

Wirkung

- Kampfer stillt Juckreiz, wirkt keimtötend und adstringierend und hat einen herrlich kühlenden und erfrischenden Effekt.

- Frisch abgekochtes, destilliertes Wasser als Trägerstoff verleiht die flüssige Konsistenz und verdünnt zugleich die stark wirkenden Substanzen.

- Aloe-vera-Gel spendet Feuchtigkeit und wirkt hautstraffend und beruhigt.

- Arnikatinktur wird in der Medizin bei Prellungen, Quetschungen, Muskel- oder Sehnenzerrungen eingesetzt. Außerdem besitzt sie eine wundheilende, entzündungshemmende sowie abschwellende Wirkung, sie bekämpft Pilz, hemmt das Bakterienwachstum, lindert Geschwüre und fördert die Durchblutung.

- Ringelblumentinktur wirkt entzündungshemmend und wird bei Riss-, Quetsch- und Brandwunden eingesetzt. Der hohe Gehalt an Vitamin A pflegt die Haut bis in die Tiefe.

- Rosskastanienextrakt wird in der Medizin bei Krampfadern und Venenbeschwerden sowie gegen Rheuma und Gicht eingesetzt. Sein Hauptinhaltsstoff Aesculin fördert die Durchblutung.

- Beinwellwurzeltinktur wirkt schmerzlindernd, beruhigend und beugt Narbenbildung vor. In der Volksheilkunde ein beliebtes Mittel bei Schnitt- und Brandwunden, Quetschungen

und Blutergüssen, Krampfadern und Zellgewebsentzün-
dungen.

- Basiscreme DAC ist eine außerordentlich gut verträgliche
Cremegrundlage, die oft von Dermatologen eingesetzt wird.
Sie kann viel Feuchtigkeit aufnehmen, wirkt kühlend und
zieht gut ein.

Zutaten und Preise

Alle Inhaltsstoffe können in der Apotheke gekauft werden. Die
Substanzen zur Herstellung von 100 ml Beinpflegelotion kos-
ten etwa acht Euro. Gefäße sind in allen Größen günstig in
Apotheken erhältlich.

Cellulitecreme

Cellulite ist ein typisches Frauenproblem. Männer haben eine
andere Bindegewebsstruktur und bleiben davon verschont.

Es gibt viele Ursachen für Cellulite: Durchblutungsstörungen, Lymphstauungen, Gewichtsprobleme, Bewegungsmangel
und/oder ein vererbtes schwaches Bindegewebe. Wundermittel gegen die so genannte »Orangenhaut« gibt es leider nicht,
doch Vorbeugen und Linderung ist möglich!

Die hochwertige Wirkstoffkombination der folgenden Rezeptur verbessert die Versorgung des Bindegewebes und erhöht damit die Durchblutung – Stoffwechselschlacken werden
so schneller abgebaut und die Haut insgesamt gestrafft. Das

Erscheinungsbild der Cellulite wird verbessert und einer Ausbreitung wirksam begegnet – was aber nicht heißt, dass Cremen allein die Orangenhaut verschwinden lässt. Nur durch zusätzliche, konsequent angewandte Maßnahmen wie zum Beispiel Sport, Massagen und eine ballaststoffreiche Ernährung wird ein dauerhafter Erfolg erzielt.

Rezepturzusammensetzung

Wässrige Anteile:

0,5 ml	Kampfer
5 ml	Alkohol 90 %, rein
4 g	Aloe-vera-Gel
1,5 ml	Salbeitinktur
1 ml	Arnikatinktur
1 ml	Zinnkrautextrakt
1 ml	Rosskastanienextrakt
1 ml	Frauenmanteltinktur

Ölige Anteile:

85 g	Basiscreme DAC

Herstellung

1. Schritt: GMP!

2. Schritt – der wässrige Teil: In einem Becherglas den Kampfer mit Alkohol, Aloe-vera-Gel, Salbeitinktur, Arnikatinktur, Zinnkrautextrakt, Rosskastanienextrakt und Frauenmanteltinktur lösen.

3. Schritt – der ölige Teil: Basiscreme in eine Rührschüssel einwiegen.

4. Schritt – Hochzeit: Zu dieser Mischung die Lösung in kleinen Portionen zugeben und dabei ständig rühren.

5. Schritt – Verpackung: In eine gut verschließbare, möglichst lichtundurchlässige Dose abfüllen. Dieses Gefäß nach Entnahme sorgfältig verschließen, um ein Verdunsten der flüchtigen Inhaltsstoffe zu verhindern. Werden gebrauchte Gefäße wiederverwendet, bitte vorher mit 70-prozentigem Isopropylalkohol reinigen. Beschriften nicht vergessen!

Haltbarkeit und Lagerung

Etwa sechs Wochen, je nach Verpackung und Lagerung – kühl gelagert hält die Creme etwas länger. Die enthaltenen Wirkstoffe sind nicht anfällig für Bakterien und der Alkoholgehalt der Pflanzenauszüge konserviert zusätzlich. Wegen des Wassergehaltes sollte die Rezeptur dennoch nicht zu lange gelagert werden.

ACHTUNG! Bitte außerhalb der Reichweite von Kindern aufbewahren und so eine versehentliche Einnahme verhindern. Der Pflanzenextrakt ist hoch dosiert und kann beim versehentlichen Verschlucken zu leichten Vergiftungserscheinungen führen.

Anwendung

Kann regelmäßig oder als Kur angewendet werden. Zur täglichen Pflege sanft in die Haut einmassieren. Für eine Kur 14 Tage lang einmal täglich die Cellulitecreme mit den Händen oder einem Pinsel messerrückendick auftragen und mit einer Frischhaltefolie umwickeln. Mit einem warmen Handtuch (in heißes Wasser tauchen, gut auswringen und darüber eine warme Decke oder eine Wärmflasche legen, damit es schön warm bleibt) zusätzlich abdecken und 20 Minuten einwirken lassen. Folie abnehmen und Salbenreste sanft einmassieren. Statt des warmen Handtuchs kann auch ein Wärmekissen oder eine Thermohose verwendet werden.

ACHTUNG! Die enthaltenen Inhaltsstoffe sind sehr hoch dosiert. Um einer Allergie oder Überempfindlichkeit vorzubeugen, bitte erst eine kleine Menge auf Verträglichkeit testen.

Wirkung

- Kampfer stillt Juckreiz, wirkt keimtötend und adstringierend und hat einen herrlich kühlenden und erfrischenden Effekt. Zusätzlich fördert er die Durchblutung.
- Alkohol dient als Lösungsmittel, erhöht die Durchblutung und verbessert die Aufnahme der Wirkstoffe.
- Aloe-vera-Gel spendet Feuchtigkeit, wirkt hautstraffend und beruhigt.
- Salbeitinktur enthält die begehrten Phytohormone, die auch in sehr teuren Cremes verwendet werden. Sie festigt das Gewebe und erhöht die Spannkraft.
- Arnikatinktur enthält Gerb- und Bitterstoffe, zum Beispiel den adrenalinähnlichen Stoff Cholin, der den Stoffwechsel aktiviert. In der Medizin findet sie Anwendung bei Prellungen, Quetschungen, Muskel- oder Sehnenzerrungen. Au-

ßerdem besitzt sie eine wundheilende, entzündungshemmende sowie abschwellende Wirkung, sie bekämpft Pilz, hemmt das Bakterienwachstum, lindert Geschwüre und fördert die Durchblutung.

- Zinnkrautextrakt enthält für das Bindegewebe wichtige Aufbausubstanzen. Den darin enthaltenen Mineralien wie zum Beispiel Kieselsäure und mikrozirkulations- und stoffwechselfördernden Stoffen wird eine erhöhte Fettverbrennung bescheinigt.
- Rosskastanienextrakt wird in der Medizin bei Krampfadern und Venenbeschwerden sowie gegen Rheuma und Gicht eingesetzt. Der Hauptinhaltsstoff heißt Aesculin und fördert die Durchblutung.
- Frauenmanteltinktur enthält Gerbstoffe (Tannine), die adstringierend und straffend wirken.
- Basiscreme DAC ist eine außerordentlich gut verträgliche Cremegrundlage, die oft von Dermatologen eingesetzt wird. Sie kann viel Feuchtigkeit aufnehmen, wirkt kühlend, zieht gut ein und hinterlässt keinen Fettfilm.

Zutaten und Preise

Alle Inhaltsstoffe können in der Apotheke gekauft werden. Die Substanzen zur Herstellung von 100 ml Cellulitecreme kosten rund acht Euro. Gefäße sind in allen Größen günstig in Apotheken erhältlich.

Schwangerschaftsöl

In der Schwangerschaft wird die Haut durch starke Dehnung ausgesprochen strapaziert, deshalb braucht sie in dieser Zeit besonders viel Zuwendung und Pflege. Das folgende Schwangerschaftsöl versorgt die Haut mit wichtigen Inhaltsstoffen, um ihre Elastizität zu erhöhen und Überdehnungen dadurch zu vermeiden. Ein sanftes Einmassieren wirkt sich positiv auf die Haut und Schwangerschaft aus.

ACHTUNG! Eine Bauchmassage sollte erst ab dem fünften Monat durchgeführt werden, vorher allenfalls ganz behutsam. Massieren Sie immer nur so intensiv und lange, wie es angenehm ist!

Rezepturzusammensetzung

Wässrige Anteile:

Keine wässrigen Bestandteile

Ölige Anteile:

90 ml	Jojobaöl
10 ml	Traubenkernöl
10 Tr.	Carotinöl
10 Tr.	Orangenöl
10 Tr.	Zitronenöl
10 Tr.	Mandarinenöl
	(ätherische Öle 0,5 ml bis maximal 1 ml je nach eigenem Geschmack zusammenstellen)

Herstellung

1. Schritt: GMP!

2. Schritt – der wässrige Teil: Dieser Teil entfällt.

3. Schritt – der ölige Teil: Öle abwiegen und miteinander mischen, danach abfüllen.

4. Schritt – Hochzeit: Auch dieser Teil entfällt.

5. Schritt – Verpackung: Am besten in eine lichtundurchlässige oder dunkle Glasflasche abfüllen. Nach jeder Entnahme die Flasche aufgrund der flüchtigen Öle sofort wieder verschließen. Werden gebrauchte Gefäße wiederverwendet, bitte vorher mit 70-prozentigem Isopropylalkohol reinigen. Beschriften nicht vergessen!

Haltbarkeit und Lagerung

Etwa drei Monate, je nach Verpackung und Lagerung – kühl gelagert hält es etwas länger

Anwendung

Genießen Sie die zärtliche Kontaktaufnahme mit Ihrem Baby! Vielleicht möchte Ihr Partner ja mitstreicheln und verwöhnt Sie beide? Oder die beste Freundin ist an Ihrer Seite.

Wirkung

- Jojobaöl spendet Feuchtigkeit, pflegt, ist ein Weichmacher, reich an Vitamin E und A und wirkt sich positiv auf die Kollagenschicht aus. Als Trägeröle eignen sich außerdem Nachtkerzen-, Sesam- und Mandelöl.
- Traubenkernöl liegt eher auf der Haut auf und dient der

besseren Gleitfähigkeit. Es ist reich an ungesättigten Fettsäuren und Vitaminen.

- Carotinöl erhöht die Zellteilung, wirkt gegen freie Radikale, glättet die Haut und ist reich an Vitamin E und A. Bei der Dosierung die Eigenfärbung der Substanz beachten.
- Ätherische Öle – Schwangere sollten bei der Anwendung ätherischer Öle besonders vorsichtig sein. Nur weil ein Produkt natürlich ist, ist es nicht automatisch unbedenklich. Viele ätherische Öle sind für Schwangere ungeeignet (siehe Kasten).

Zutaten und Preise

Alle Inhaltsstoffe können in der Apotheke gekauft werden. Die Substanzen zur Herstellung von etwa 100 Gramm Schwangerschaftsöl kosten rund 18 Euro – das ist ein wenig kostspielig, doch die Haut wird diese Zuwendung dankbar aufnehmen! Gefäße sind in allen Größen günstig in Apotheken erhältlich.

Ätherische Öle in der Schwangerschaft

Folgende Öle eignen sich für die Zeit der Schwangerschaft:

- Mandarine/Tangerine (aus der Schale gewonnen): Wirkt allgemein harmonisierend und dient gleichzeitig der Vermeidung von Schwangerschaftsstreifen.
- Sandelholz wirkt sich positiv auf den Flüssigkeitshaushalt aus und verhindert insbesondere Flüssigkeitsansammlungen im Gewebe – etwa bei geschwollenen Knöcheln und Beinen.
- Orange und Neroli stärken die Nerven.
- Zitrone ist gut bei zu hohem Blutdruck und Krampfadern.
- Weihrauch wirkt allgemein stimmungsaufhellend.

Folgende Öle sollten Sie während der Schwangerschaft nicht verwenden:

- Muskatnuss
- Nelke
- Wintergrün
- Thuja
- Zimtrinde
- Basilikum

- Majoran
- Myrrhe
- Salbei
- Wacholder
- Ysop
- Bergamott

Hände & Füße

Handpackung

Es heißt, dass die Hände das wahre Alter eines Menschen verraten... Egal, aus welchen Gründen man jemandem auf die Finger schaut – gepflegte Hände hinterlassen immer einen guten Eindruck! Die folgende Pflegepackung lässt die Hände wunderbar geschmeidig und zart werden, regt die Durchblutung an und führt der Haut wertvolle Aufbaustoffe zu. Durch die leichte Erwärmung der Packung und den luftdichten Abschluss durch eine Folie wird die Wirkstoffaufnahme verstärkt.

Rezepturzusammensetzung
Wässrige Anteile:
    Keine wässrigen Bestandteile
Ölige Anteile:
    25 ml   Traubenkernöl
    25 ml   Jojobaöl
    25 Tr.   Salbeiöl

Herstellung
1. Schritt: GMP!
2. Schritt – der wässrige Teil: Dieser Teil entfällt.

3. Schritt – der ölige Teil: Alle Öle in ein (Becher-)Glas einwiegen und miteinander mischen.

4. Schritt – Hochzeit: Auch dieser Teil entfällt.

5. Schritt – Verpackung: Möglichst in ein dunkles, gut verschließbares Fläschchen mit Tropfeinsatz oder Pipettenaufsatz abfüllen. Werden gebrauchte Gefäße wiederverwendet, bitte vorher mit 70-prozentigem Isopropylalkohol reinigen. Beschriften nicht vergessen!

Haltbarkeit und Lagerung

Die Packung ist bis zu einem Jahr haltbar. Dunkel, kühl und fest verschlossen lagern. Bakterien können sich in dieser Rezeptur praktisch nicht halten. Durch Riechen lässt sich am besten feststellen, ob die Packung ranzig geworden ist.

Anwendung

Vor dem Auftragen die Hände gut säubern. Die fertige Rezeptur erwärmen und beide Hände großzügig damit einölen. Über die eingeölten Hände dünne Plastikhandschuhe ziehen und luftdicht abschließen, indem man den Handschuhabschluss mit einem Klebestreifen jeweils sanft umwickelt. Mindestens 45 Minuten und höchstens 3 Stunden einziehen lassen. Bitte nicht über Nacht! Die Packung mit einem warmen, feuchten Tuch abnehmen und Ölreste einmassieren. Wenn möglich, mindestens einmal pro Woche anwenden.

TIPP! Direkt im Anschluss sollte kein Nagellack aufgetragen werden, da er auf den öligen Nägeln nicht haftet.

TIPP! Die Rezeptur eignet sich auch hervorragend für raue Ellenbogen, Knie oder Füße. Dafür die Packung ebenfalls erwärmen, auftragen und einfach mit einer Frischhaltefolie umwickeln.

Wirkung

- Traubenkernöl ist dünnflüssig, dringt gut ein, bindet Feuchtigkeit und ist reich an Vitaminen und ungesättigten Fettsäuren. Es wirkt Verhornungen entgegen und schützt die Haut vor Austrocknung.
- Jojobaöl ist eigentlich kein Öl, sondern flüssiges Wachs und wird schon seit Jahrhunderten für Heilzwecke verwendet. Es ist besonders hautfreundlich, reich an Vitamin F, dringt schnell ein und hinterlässt keinen Fettfilm. Die Haut wird glatt und straff.
- Salbeiöl wurde aufgrund seiner medizinischen Wirkung bereits in der Antike hoch geschätzt (was sein lateinischer Name *salvia* – eine Ableitung von *salvus*, gesund oder heilsam – belegt). Es wird gegen Infektionen, zur Wundheilung und bei Hautirritationen eingesetzt. Die enthaltenen Gerbstoffe mindern die Schweißproduktion und hemmen die Geruchsentwicklung. Salbeiöl strafft, glättet und beruhigt die Haut und wird meist hervorragend vertragen.

Zutaten und Preise

Alle Inhaltsstoffe (und die Gefäße in allen Größen) können in der Apotheke gekauft werden. Die Substanzen zur Herstellung von 50 ml Öl kosten rund neun Euro.

Nagelöl

Dieses Nagelöl macht die Haut um die Nägel schön weich und geschmeidig, es regt die Durchblutung im Nagelwurzelbereich an und führt wertvolle Stoffe für den Nagelaufbau zu. Durch das Einmassieren wird die Wirkung noch verstärkt. Nicht eingezogenes Öl kann zur Pflege auch einfach in die Hände einmassiert werden.

Rezepturzusammensetzung

Wässrige Anteile:

Keine wässrigen Bestandteile

Ölige Anteile:

10 ml   Avocadoöl

10 ml   Jojobaöl

10 ml   Nachtkerzenöl

5 Tr.   Teebaumöl

Herstellung

1. Schritt: GMP!

2. Schritt – der wässrige Teil: Dieser Teil entfällt.

3. Schritt – der ölige Teil: In ein (Becher-)Glas alle Öle einwiegen und miteinander mischen.

4. Schritt – Hochzeit: Auch dieser Teil entfällt.

5. Schritt – Verpackung: Möglichst in ein dunkles, gut verschließbares Fläschchen abfüllen. Das Auftragen wird erleichtert durch das Abfüllen in ein Pipettenfläschchen oder in eines mit Pinsel im Deckel – beides gibt es in der Apotheke!

Werden gebrauchte Gefäße wiederverwendet, bitte vorher mit 70-prozentigem Isopropylalkohol reinigen. Beschriften nicht vergessen!

Haltbarkeit und Lagerung
Bei kühler Lagerung (aber nicht im Kühlschrank) ist das Öl etwa sechs Monate haltbar.

Anwendung
Vor dem Auftragen die Nägel mit Hilfe einer Nagelbürste von Schmutz befreien. Dann das Nagelöl mit einem Pinsel oder einer Pipette auf Fingernägel und Nagelbett auftragen und sanft einmassieren. Geben Sie sich nach dem Einmassieren noch etwas Zeit, damit das restliche Öl einziehen kann. Direkt im Anschluss keinen Nagellack auftragen, da er auf den öligen Nägeln nicht haftet.

Wenn möglich sollte das Nagelöl täglich angewendet werden, zumindest aber einmal wöchentlich. Für eine erfolgreiche Nagelpflege sind Ausdauer und Konsequenz genauso wichtig wie das richtige Produkt. Durch eine regelmäßige Anwendung werden die Nägel härter und gesünder und das Wachstum wird angeregt.

Wirkung
- Avocadoöl dringt gut ein, bindet Feuchtigkeit, ist reich an Vitaminen, wirkt Verhornungen entgegen und schützt vor Sprödigkeit.
- Jojobaöl ist eigentlich kein Öl, sondern flüssiges Wachs und

wird schon seit Jahrhunderten für Heilzwecke verwendet.
Es ist besonders hautfreundlich und reich an Vitamin F, es
dringt schnell ein und hinterlässt keinen Fettfilm. Die Haut
wird glatt und straff.

- Nachtkerzenöl ist reich an Vitamin A und E und enthält die
  so wichtige Gamma-Linolensäure, wodurch die Elastizität
  verbessert wird. Zudem fördert es leicht die Durchblutung.
- Teebaumöl wirkt heilend, entzündungshemmend und fördert die Durchblutung.

Zutaten und Preise

Alle Inhaltsstoffe können in der Apotheke gekauft werden. Die
Substanzen zur Herstellung von 30 ml Öl kosten etwa acht Euro, zuzüglich Teebaumöl. Gefäße sind in allen Größen günstig
in Apotheken erhältlich: Eine Pipettenflasche für 30 Milliliter
aus dunklem Glas kostet beispielsweise rund vier Euro.

Fußcreme

Füße werden oft recht stiefmütterlich behandelt, obwohl sie
uns den ganzen Tag lang treue Dienste leisten. Richtig zu
schätzen weiß man dies jedoch erst, wenn sie plötzlich »Ärger
machen«. Zu den häufigsten Problemen gehören Fußschweiß,
wunde, geschwollene und heiße Füße, Blasen oder kleine Entzündungen.

Die hier vorgestellte Fußcreme mildert all diese Beschwerden und hat auch einen vorbeugenden Effekt: Sie verlangsamt die bakteriologische Zersetzung des Schweißes und reduziert so die Geruchsbildung. Zusätzlich erfrischt und belebt sie die Füße, beugt Entzündungen vor und pflegt die Haut. Vor einer Wanderung aufgetragen, schützt sie die Füße vor Reibung und »Wundwerden«; eine Blasenbildung wird deutlich reduziert.

Der Geruch ist frisch und riecht nach den verwendeten Inhaltsstoffen – auf eine Parfümierung wurde bewusst verzichtet.

Rezepturzusammensetzung
Wässrige Anteile:

2 g	Dexpanthenol
0,5 ml	Kampfer
0,5 ml	Menthol
2 ml	Isopropylalkohol 70 %
3 g	Glycerin
12 Tr.	Rosmarinextrakt
12 Tr.	Thymianextrakt

Ölige Anteile:

60 g	Kühlsalbe
15 Tr.	Salbeiöl

Herstellung
1. Schritt: GMP!

2. Schritt – der wässrige Teil: Dexpanthenol, Kampfer und Menthol in ein Becherglas einwiegen und mit dem Glasstab oder Löffel Isopropylalkohol und Glycerin lösen. Extrakte zutropfen und mischen.

3. Schritt – der ölige Teil: Kühlsalbe in eine ausreichend große Rührschüssel einwiegen.

4. Schritt – Hochzeit: Den wässrigen Teil in die Salbe einrühren und alles homogen und intensiv verrühren. Zum Schluss Salbeiöl zutropfen und erneut mischen.

5. Schritt – Verpackung: In einen dicht verschließbaren Cremetiegel füllen, da die flüchtigen Substanzen sonst schnell verdunsten würden. Werden gebrauchte Gefäße wiederverwendet, bitte vorher mit 70-prozentigem Isopropylalkohol reinigen. Beschriften nicht vergessen!

Haltbarkeit und Lagerung

Etwa sechs Wochen. Hierbei ist es besonders wichtig, dass das Gefäß fest schließt, da sonst die flüchtigen Stoffe verdunsten. Dunkel und kühl gelagert hält die Creme etwas länger.

Anwendung

Nach Bedarf in die Füße einmassieren. Am besten die Beine hochlegen und die Massage genießen! Die Füße haben sich diese Aufmerksamkeit allemal verdient!

Wirkung

- Dexpanthenol ist der Stoff, der in den meisten medizinischen Wund- und Heilcremes eingesetzt wird. Dexpanthenol dringt sehr gut in die Haut ein, wirkt regenerativ, unterstützt die Zellteilung, hilft der Haut, Feuchtigkeit zu speichern, und macht sie widerstandsfähiger; kleine Wunden heilen schneller ab.

- Kampfer stillt Juckreiz, wirkt keimtötend und adstringierend und hat einen herrlich kühlenden und erfrischenden Effekt.

- Menthol besteht aus farblosen, nadelförmigen Kristallen von intensivem Geruch. Es entfaltet eine kühlende und kräftigende Wirkung auf der Haut. Zudem ist es antiseptisch und stillt Juckreiz – deshalb ist es in vielen Fußpflegeprodukten enthalten.

- 70-prozentiger Isopropylalkohol wirkt tonisierend, entfettend sowie keimtötend. Er dient als Lösungsmittel für Kampfer und Menthol, konserviert auf natürliche Weise, fördert die Durchblutung und verbessert die Aufnahme der Wirkstoffe.

- Glycerin unterstützt die Haut dabei, Feuchtigkeit zu speichern und macht sie weich und geschmeidig.

- Rosmarinextrakt fördert die Durchblutung und hemmt Körpergeruch. Er hat außerdem einen schmerzlindernden sowie krampflösenden Effekt und hilft bei müden Füßen.

- Thymianextrakt enthält einen hohen Anteil an ätherischen Ölen und schenkt uns Thymol – er wirkt desinfizierend, beruhigend und krampflösend und mindert Gerüche.

- Kühlsalbe ist eine reichhaltige, sehr gut verträgliche Salbengrundlage, die für die meist trockenen Füße bestens geeignet ist. Ihre Besonderheit: ein nach dem Auftragen entstehender, kühlender Effekt, der auch in medizinischen Produkten genutzt wird.

- Salbeiöl wirkt beruhigend, reguliert die Funktion der Schweißdrüsen und wirkt dadurch wie eine Art natürliches Deo. Es trägt außerdem zur Wundheilung bei und strafft und pflegt die Haut.

Zutaten und Preise

Alle Inhaltsstoffe können in der Apotheke gekauft werden. Die Substanzen zur Herstellung von 70 Gramm Fußcreme kosten rund neun Euro. Gefäße sind in allen Größen in Apotheken erhältlich.

Fußdeo

Die folgende Rezeptur ist vor allem für diejenigen eine Wohltat, die viel zu Fuß unterwegs sind. Auch Sportler und leidenschaftliche Turnschuhträger werden die Vorteile dieses Fußdeos zu schätzen wissen, denn es verlangsamt die bakteriologische Zersetzung des Schweißes und reduziert so die Geruchsbildung. Zusätzlich erfrischt und belebt es die Füße, beugt Entzündungen vor und pflegt die Haut.

Es riecht frisch und zitronenartig und eignet sich dadurch für Frauen und Männer gleichermaßen. Die Auswahl und Kombination der Inhaltsstoffe machen eine zusätzliche Konservierung unnötig, die Zusammensetzung ist daher besonders mild und hautfreundlich.

Rezepturzusammensetzung

Wässrige Anteile:

1 ml	Kampfer
10 ml	Isopropylalkohol 70 %
50 ml	Hamameliswasser
30 ml	destilliertes Wasser, frisch abgekocht
10 Tr.	Rosmarinextrakt
10 Tr.	Salbeiextrakt

Ölige Anteile:

25 Tr.	Zitronenöl

Herstellung

1. Schritt: GMP!

2. Schritt – der wässrige Teil: Destilliertes Wasser etwa drei Minuten kochen und dann abkühlen lassen – aufgrund der Verdunstung erst anschließend abwiegen! Kampfer und Zitronenöl in einem (Becher-)Glas in Alkohol lösen. Hamameliswasser und das erkaltete Wasser zugeben und lösen. Beide Extrakte zufügen und gut miteinander mischen.

3. Schritt – der ölige Teil: Dieser Teil entfällt.

4. Schritt – Hochzeit: Dieser Teil entfällt ebenfalls.

5. Schritt – Verpackung: Das Auftragen wird erleichtert, wenn das Fußdeo in einer Sprühflasche abgefüllt ist. Falls keine Sprühflasche vorhanden ist, am besten in eine dunkle Flasche füllen. Sprühflaschen und dunkle Flaschen gibt es in der Apotheke. Werden bereits gebrauchte Gefäße wiederverwendet, bitte vorher mit 70-prozentigem Isopropylalkohol reinigen. Beschriften nicht vergessen!

Haltbarkeit und Lagerung

Etwa sechs Wochen. Dunkel, kühl und dicht verschlossen aufbewahren.

Anwendung

Füße nach jedem Bad und Fußbad oder einfach immer mal wieder zwischendurch gut einsprühen oder mit einem Wattepad einreiben. Dann einige Zeit einwirken und trocknen lassen.

> **TIPP!** Direkt im Anschluss keinen Nagellack auftragen, da er auf den gerade behandelten Nägeln nicht gut haftet. Füße und Zehenzwischenräume müssen vor dem Bekleiden vollkommen trocken sein – hier eventuell nachtrocknen.

Wirkung

- Kampfer stillt Juckreiz, wirkt keimtötend und adstringierend und hat einen herrlich kühlenden und erfrischenden Effekt.
- 70-prozentiger Isopropylalkohol wirkt tonisierend, entfettend und keimtötend. Er dient als Lösungsmittel für Kampfer und Zitronenöl und konserviert auf natürliche Weise.
- Hamameliswasser wirkt adstringierend und tonisierend. In der Medizin wird Hamameliswasser auch zur Wundheilung eingesetzt. Die enthaltenen Gerbstoffe setzen die Schweißproduktion herab und hemmen die Geruchsbildung.
- Destilliertes Wasser ist Trägerstoff und Lösungsmittel.
- Rosmarinextrakt fördert die Durchblutung und hemmt Körpergeruch.

- Salbeiextrakt wirkt beruhigend, reguliert die Funktion der Schweißdrüsen und wirkt dadurch wie eine Art natürliches Deo. Er trägt außerdem zur Wundheilung bei und strafft und pflegt die Haut.
- Zitronenöl wirkt keimtötend, belebt und gibt dem Deo seinen Frischeduft.

Zutaten und Preise
Alle Inhaltsstoffe können in der Apotheke gekauft werden. Die Substanzen zur Herstellung von 100 ml Deo kosten rund acht Euro, zuzüglich Kosten für Zitronenöl, Rosmarin- und Salbeiextrakt. Gefäße sind in allen Größen günstig in Apotheken erhältlich, eine Sprühflasche für 100 Milliliter kostet etwa drei Euro.

Fußsalz

Dieses Kräuterfußsalz erfrischt und belebt die Füße, hemmt die Schweißproduktion und reduziert die Geruchsbildung. Zusätzlich wird Entzündungen vorgebeugt und die Haut gepflegt. Der Geruch ist frisch und zitronenartig und bei Frauen und Männern beliebt. Die Auswahl und Kombination der Inhaltsstoffe machen eine zusätzliche Konservierung unnötig, was die Zusammensetzung besonders mild und hautfreundlich werden lässt. Auf die Verwendung eines Farbstoffes wurde zugunsten der Hautverträglichkeit ebenfalls verzichtet.

Rezepturzusammensetzung

Wässrige Anteile:

  500 g   Meersalz

Ölige Anteile:

  15 ml   Tween 80

  20 Tr.   Salbeiöl

  20 Tr.   Latschenkiefernöl

  20 Tr.   Thymianöl

  20 Tr.   Zitronenöl

TIPP! Die Verwendung von Hagelsalz lässt das Produkt optisch sehr viel schöner, aber auch wesentlich teurer werden. Hagelsalz wird für Salzmühlen in Lebensmittelgeschäften und Reformhäusern angeboten.

Die Rezeptur gestaltet sich mit Meersalz pflegender, da es zusätzliche Spurenelemente und Mineralien enthält.

Herstellung

1. Schritt: GMP!

2. Schritt – der wässrige Teil: Salz in eine ausreichend große Schüssel abwiegen.

3. Schritt – der ölige Teil: Tween 80 und die Öle in ein Becherglas einwiegen und gut mischen.

4. Schritt – Hochzeit: Die ölige Mischung in kleinen Mengen (teelöffelweise) dem Salz zugeben und dabei gut rühren, bis das Salz gleichmäßig durchfeuchtet ist.

5. Schritt – Verpackung: Das fertige Salz zügig in eine saubere, trockene, dicht zu verschließende Flasche oder Kunststoffdose füllen, da sonst die flüchtigen ätherischen Öle verdunsten würden. Beschriften nicht vergessen!

Haltbarkeit und Lagerung
Etwa sechs Monate. Möglichst trocken und dunkel lagern.

Anwendung
Einen Esslöffel Salz pro Fußbad. Fünf bis zehn Minuten baden.

TIPP! Bei sehr trockener Haut einfach zusätzlich einen Esslöffel (15 Milliliter) Pflanzenöl, beispielsweise Mandelöl, ins Badewasser geben.

ACHTUNG! Nach dem Baden die Füße gut abtrocknen. Vergessen Sie besonders die Zehenzwischenräume nicht, da sonst Fußpilz entstehen kann.

Wirkung
- Grobkörniges Speisesalz/Hagelsalz ist eine dekorative Trägersubstanz und wirkt osmotisch und desinfizierend.
- Meersalz hat einen hohen Anteil an Mineralstoffen wie zum Beispiel Magnesium, Kalzium oder Schwefel. Es kurbelt den Stoffwechsel an und strafft aufgrund seiner osmotischen Eigenschaft die Haut. Die desinfizierende Wirkung hilft bei kleineren Hautentzündungen.
- Tween 80 wirkt als Emulgator und verhindert, dass die Öle später auf dem Wasser schwimmen. Er gilt als besonders

hautverträglich und wird daher auch in medizinischen Produkten verwendet.

- Salbeiöl wirkt beruhigend und reguliert wie eine Art natürliches Deo die Funktion der Schweißdrüsen. Die enthaltenen Gerbstoffe setzen die Schweißproduktion herab und hemmen die Geruchsentwicklung. Zudem ist hier seine heilende und keimtötende Wirkung von Bedeutung.
- Latschenkieferöl fördert die Durchblutung, hilft bei rheumatischen Beschwerden, lindert Schmerzen und erfrischt.
- Thymianöl wirkt desinfizierend, beruhigend und krampflösend und mindert Gerüche.
- Zitronenöl wirkt erfrischend, belebend sowie keimtötend und hat einen sehr angenehmen Geruch.
- Mandelöl ist sehr hautverträglich und daher auch zur Glättung und Pflege empfindlicher Haut bestens geeignet.

Zutaten und Preise

Alle Öle und das Tween 80 können in der Apotheke gekauft werden. Speise- und Hagelsalz sind in Lebensmittelgeschäften oder Reformhäusern erhältlich. Meersalz gibt es in der Apotheke oder im Reformhaus. Die Substanzen zur Herstellung von 500 Gramm Fußsalz kosten rund sieben Euro.

Haare

Haarwasser

Haare bestehen zum Großteil aus dem Protein Keratin, das in der Haarwurzel gebildet wird. Diese sitzt in der Kopfhaut und ist für die Produktion des Haares zuständig, das dann durch den Haarfolikel nach draußen wächst. Um besonders schönes Haar zu haben, ist es also ratsam, Kopfhaut und Haarwurzeln gut zu pflegen. Dadurch wird die Kopfhaut gefestigt, die Durchblutung und somit die Versorgung der Haarwurzeln verbessert und das Haar in seiner Struktur gestärkt.

Bei der Anwendung eines Haarwassers wird die Kopfhaut zweifach versorgt: durch die Wirkstoffe des Haarwassers selbst, aber auch durch die Massage während des Einarbeitens. Die folgende Rezeptur konzentriert sich auf die Gesunderhaltung, Kräftigung und Pflege von Haar und Kopfhaut und ist somit für jeden Haartyp geeignet.

Rezepturzusammensetzung
Wässrige Anteile:

1 g	Dexpanthenol
45 ml	destilliertes Wasser, frisch abgekocht
15 ml	Alkohol 90 %, rein
5 g	Aloe-vera-Gel

25 ml   Birkenblättertinktur

5 ml   Thymianextrakt

5 ml   Brennnesseltinktur

Ölige Anteile:

Keine öligen Bestandteile

Herstellung

1. Schritt: GMP!

2. Schritt – der wässrige Teil: Dexpanthenol mit Hilfe eines Glasstabs oder Spatels in Wasser und Alkohol lösen. Aloe-vera-Gel, Birkenblätterextrakt, Thymianextrakt und Brennnesseltinktur zuwiegen, das Ganze gut mischen.

3. Schritt – der ölige Teil: Dieser Teil entfällt.

4. Schritt – Hochzeit: Auch dieser Teil entfällt.

5. Schritt – Verpackung: Möglichst zügig abfüllen, damit die flüchtigen Inhaltsstoffe nicht entweichen. Am besten in eine dicht zu verschließende, dunkle Glasflasche abfüllen. Das Behältnis nach jeder Entnahme sorgfältig verschließen, um ein Verdunsten der flüchtigen Inhaltsstoffe zu verhindern. Werden gebrauchte Gefäße wiederverwendet, bitte vorher mit 70-prozentigem Isopropylalkohol reinigen. Beschriften nicht vergessen!

Haltbarkeit und Lagerung

Etwa sechs Monate, je nach Verpackung und Lagerung – kühl und dunkel gelagert hält es etwas länger. Die enthaltenen Wirkstoffe sind nicht anfällig für Bakterien und der Alkoholgehalt der Pflanzenauszüge konserviert zusätzlich.

Anwendung

Einmal täglich oder nach jeder Haarwäsche etwa 5 bis 10 ml in die Kopfhaut einmassieren. Eine Pipette erleichtert das Aufbringen auf die Kopfhaut. Auf der Kopfhaut belassen, nicht ausspülen und wie gewohnt frisieren.

ACHTUNG! Die enthaltenen Inhaltsstoffe sind sehr hoch dosiert. Um einer Allergie oder Überempfindlichkeit vorzubeugen, bitte erst eine kleine Menge vorsichtig testen. Bitte außerhalb der Reichweite von Kindern aufbewahren und so eine versehentliche Einnahme verhindern.

Wirkung

- Dexpanthenol ist der Stoff, der in den meisten Wund- und Heilcremes eingesetzt wird. Es ist ein beliebter Inhaltsstoff in der Haarkosmetik und machte in letzter Zeit unter der Bezeichnung Provitamin (Provitamin B 5) erneut von sich reden. Es dringt in das Haar ein, unterstützt es im Aufbau und wirkt regenerierend.
- Das frisch abgekochte destillierte Wasser ist der Trägerstoff, gibt die flüssige Konsistenz und verdünnt die stark wirkenden Substanzen.
- Der 90-prozentige Alkohol fördert die Durchblutung und stärkt die Kopfhaut. Die verwendeten Wirkstoffe werden so besser aufgenommen.
- Aloe-vera-Gel spendet Feuchtigkeit, beruhigt die Kopfhaut und zaubert Glanz ins Haar.
- Birkenblättertinktur enthält Saponine, Gerbstoffe, Bitter-

stoffe, ätherische Öle, Harz und Vitamin C. Sie ist eines der beliebtesten Mittel in Haarpflegeprodukten. Zusätzlich zur wundheilenden und entzündungshemmenden Wirkung soll der Extrakt auch den Haarwuchs anregen.

- Thymianextrakt wirkt gegen Schuppen und beruhigt eine gereizte Kopfhaut. Er besteht vor allem aus ätherischen Ölen und Thymol.
- Brennnesseltinktur regt die Durchblutung an und sorgt für eine bessere Versorgung der Haarwurzeln. Dies wiederum hilft gegen Schuppen und kann Haarausfall vorbeugen. In der Volksheilkunde gilt sie neben der Birkenblättertinktur als wichtigstes Mittel zur Anregung des Haarwuchses.

Zutaten und Preise

Alle Inhaltsstoffe (und Gefäße in allen Größen) können in der Apotheke gekauft werden. Die Substanzen zur Herstellung von 100 ml Haarwasser kosten rund sieben Euro.

Haarspitzenfluid

Im Prinzip gleicht in seinem Aufbau ein Haar dem anderen – egal ob es dick, dünn, gelockt oder glatt, blond oder schwarz ist. Große Unterschiede gibt es jedoch in der Qualität der Haarstruktur. Vor allem durch chemische Behandlungen und die falsche Pflege können gerade die empfindlichen Spitzen geschädigt werden – Spliss entsteht. Um dem vorzubeugen und kleine Schäden zu »kitten«, ist dieses Haarspitzenfluid ein wahres Wundermittel! Es eignet sich als ideale Ergänzung zur normalen Haarpflege und kann ohne Bedenken täglich angewendet werden. Das Fluid sorgt dafür, dass Feuchtigkeit nicht nur gut aufgenommen, sondern auch für lange Zeit gespeichert werden kann. Zusätzlich sind regenerierende und festigende Stoffe enthalten, die das Haar bestmöglich schützen. Das Haar wirkt weicher, glänzt stärker und lässt sich leichter kämmen. Aufgrund seiner Wirkstoffkombination und der frischen Zubereitung kann dieses Konzentrat selbst mit den teuersten Ampullen-Kuren konkurrieren. Auf eine Parfümierung wurde zugunsten der Verträglichkeit vollkommen verzichtet.

Rezepturzusammensetzung

Wässrige Anteile:

1 g	Dexpanthenol
0,2 ml	Zitronensäure
1 g	Harnstoff
10 ml	Hamameliswasser
2,5 g	Glycerin
10 g	Aloe-vera-Gel

Ölige Anteile:

Keine öligen Bestandteile

Herstellung

1. Schritt: GMP!

2. Schritt – der wässrige Teil: Dexpanthenol, Zitronensäure und Harnstoff mit dem Hamameliswasser in einem Becherglas lösen. Glycerin und Aloe-vera-Gel zugeben und nochmals gut mischen.

3. Schritt – der ölige Teil: Dieser Teil entfällt.

4. Schritt – Hochzeit: Auch dieser Teil entfällt.

5. Schritt – Verpackung: Das Konzentrat in eine Pipettenflasche oder einen Spender füllen. Werden gebrauchte Gefäße wiederverwendet, bitte vorher mit 70-prozentigem Isopropylalkohol reinigen. Beschriften nicht vergessen!

Haltbarkeit und Lagerung

Etwa vier Wochen, je nach Verpackung und Lagerung – kühl gelagert hält das Fluid etwas länger.

Anwendung

Nach der Haarwäsche einige Tropfen sanft in das handtuchtrockene Haar einmassieren, besonders in die Haarspitzen. Zur täglichen Pflege einfach in den trockenen Spitzen verteilen. Nicht ausspülen!

Wirkung

- Dexpanthenol ist der Stoff, der in den meisten Wund- und Heilcremes eingesetzt wird. Er ist ein sehr beliebter Inhaltsstoff in der Haarkosmetik und machte in letzter Zeit unter der Bezeichnung Provitamin (Provitamin B 5) erneut von sich reden. Dexpanthenol dringt in das Haar ein, unterstützt es im Aufbau und wirkt regenerierend.

- Zitronensäure dient zur Einstellung des pH-Werts und zur Konservierung des Konzentrats.

- Harnstoff dient als Feuchtigkeitsspeicher und schützt das Haar so vor dem Austrocknen.
- Hamameliswasser zieht das Haar zusammen und macht es widerstandsfähiger. Das Haar glänzt und sieht gesund aus.
- Glycerin hält die Feuchtigkeit im Haar und macht es geschmeidig.
- Aloe-vera-Gel spendet Feuchtigkeit und zaubert Glanz ins Haar.

Zutaten und Preise

Alle Inhaltsstoffe können in der Apotheke gekauft werden. Die Substanzen zur Herstellung von 25 ml Haarspitzenfluid kosten rund sechs Euro. Gefäße sind in allen Größen günstig in Apotheken erhältlich.

Anti-Schuppen-Konzentrat

Fettiges Haar, juckende Kopfhaut und Schuppen – viele Menschen leiden unter diesen lästigen Symptomen. Ursache hierfür sind eine Überproduktion der Talgdrüsen und eine gesteigerte Abstoßung von Hornzellen. Dies stellt einen idealen Nährboden für Pilze und Bakterien dar.

Wird nun mit einem Shampoo für fettiges Haar gewaschen, trocknet die Kopfhaut kurzfristig so stark aus, dass der Körper die Fett- und Talgproduktion erhöht, um das vermeintliche Defizit auszugleichen – wodurch das Problem noch vergrößert wird. Um diesen Teufelskreis zu durchbrechen, ist es erforderlich, die Haare nur zu waschen, wenn es wirklich nötig ist. Am besten eignet sich hierfür ein besonders mildes Shampoo (zum Beispiel Babyshampoo). Verzichtet werden sollte dagegen auf Haarwasser mit einem hohen alkoholischen Anteil, besonders aber auf Haarfestiger und Haarsprays sowie auf chemische Behandlungen wie Dauerwellen.

Die richtige Pflege beinhaltet hier die Unterstützung und Stabilisierung der Zellbildung, der Durchblutung und Tonisierung der Kopfhaut und somit eine Normalisierung der Talgproduktion. Eine sanfte, aber konsequente Behandlung gegen Bakterien ist im Kampf gegen Schuppen ebenso von Bedeutung.

Das folgende Anti-Schuppen-Konzentrat berücksichtigt all diese Faktoren, es ist hoch wirksam und kann mit den teuersten Spezialprodukten konkurrieren.

Rezepturzusammensetzung
Wässrige Anteile:

1,5 g	Dexpanthenol
70 ml	Hamameliswasser
5 ml	Alkohol 90 %, rein
5 ml	Brennnesseltinktur
5 ml	Thymianextrakt
5 ml	Arnikatinktur
2 ml	Salbeiextrakt

Ölige Anteile:

2 ml	Pfefferminzöl

TIPP! Eine unerlässliche Maßnahme gegen Schuppen ist absolute Sauberkeit: Kämme, Bürsten, Kopfkissen und Handtücher regelmäßig waschen und auch oft getragene Mützen und Hüte nicht vergessen!

Herstellung

1. Schritt: GMP!

2. Schritt – der wässrige Teil: Dexpanthenol mit Hilfe eines Glasstabes, Spatels oder Löffels in dem Hamameliswasser und Alkohol lösen. Brennnesseltinktur, Thymianextrakt, Arnikatinktur und Salbeiextrakt mischen.

3. und 4. Schritt: Pfefferminzöl zuwiegen und gut mischen.

5. Schritt – Verpackung: Möglichst schnell abfüllen, damit die flüchtigen Inhaltsstoffe nicht entweichen. Am besten in eine dicht zu verschließende Pipettenflasche abfüllen. Behältnis auch nach jeder Entnahme sorgfältig verschließen, um ein Verdunsten der Inhaltsstoffe zu verhindern. Werden gebrauchte Gefäße wiederverwendet, bitte vorher mit 70-prozentigem Isopropylalkohol reinigen. Beschriften nicht vergessen!

Haltbarkeit und Lagerung

Etwa sechs Monate. Die enthaltenen Wirkstoffe sind nicht anfällig für Bakterien und der Alkoholgehalt der Pflanzenauszüge konserviert zusätzlich, wodurch auf eine zusätzliche Konservierung verzichtet werden konnte.

Anwendung

Vor Gebrauch gut schütteln! Mindestens einmal, besser zweimal täglich mit der Pipette auf die Kopfhaut auftragen und sanft einmassieren. Auf der Kopfhaut belassen, nicht ausspülen. Wie gewohnt frisieren. Als Kur etwa sechs Wochen lang anwenden. Auch eine Daueranwendung schadet nicht, ganz im Gegenteil: Das Konzentrat pflegt und stärkt die Kopfhaut, greift das Haar aber nicht an.

ACHTUNG! Die enthaltenen Inhaltsstoffe sind sehr hoch dosiert. Um einer Allergie oder Überempfindlichkeit vorzubeugen bitte erst eine kleine Menge testen. Bitte außerhalb der Reichweite von Kindern aufbewahren und so eine versehentliche Einnahme verhindern.

Wirkung

- Dexpanthenol ist der Stoff, der in den meisten Wund- und Heilcremes eingesetzt wird. Es ist ein beliebter Inhaltsstoff in der Haarkosmetik und machte in letzter Zeit unter der Bezeichnung Provitamin (Provitamin B 5) erneut von sich reden. Er dringt in Haar und Kopfhaut ein, unterstützt sie im Aufbau und wirkt regenerierend.
- Hamameliswasser zieht das Haar und den Haarboden zusammen und erhöht die Widerstandsfähigkeit. Die äußerst aktiven Inhaltsstoffe fördern zudem die Durchblutung, wirken entzündungshemmend und werden auch von empfindlicher Haut sehr gut vertragen.
- 90-prozentiger Alkohol fördert die Durchblutung und stärkt die Kopfhaut. Die verwendeten Wirkstoffe werden so besser aufgenommen.

- Brennnesseltinktur regt die Durchblutung an und sorgt für eine bessere Versorgung der Haarwurzeln. Dies hilft gegen Schuppen und kann Haarausfall vorbeugen. In der Volksheilkunde wird der Brennnessel auch eine Anregung des Haarwuchses zugeschrieben.
- Thymianextrakt wirkt gegen Schuppen und beruhigt eine gereizte Kopfhaut. Er besteht vor allem aus ätherischen Ölen und Thymol.
- Arnika ist eine der am häufigsten verwendeten Heilpflanzen überhaupt. Sie wirkt stark durchblutungsfördernd und desinfizierend.
- Salbeiextrakt wirkt als Phytohormon regulierend auf die Talgbildung. Salbeiextrakt wirkt zudem stark heilend, adstringierend und keimtötend. Bei sehr hellem Haar sollte wegen seiner leicht färbenden Wirkung auf Salbeiextrakt verzichtet oder die verwendete Menge reduziert werden.
- Pfefferminzöl fördert die Durchblutung und wirkt beruhigend, erfrischend und desinfizierend.

Zutaten und Preise

Alle Inhaltsstoffe können in der Apotheke gekauft werden. Die Substanzen zur Herstellung von etwa 100 ml Anti-Schuppen-Konzentrat kosten rund neun Euro. Die praktischen Pipettenfläschchen sind in allen Größen günstig in Apotheken erhältlich.

Anhang

Erklärung der Begriffe

Adstringierend Adstringierend bedeutet »zusammenziehend«. Die Haut wird durch die Wirkstoffe zusammengezogen und ist dadurch etwas unempfindlicher. Adstringierende Inhaltsstoffe finden besonders bei zu Allergien, Pickeln oder großen Poren neigender Haut Verwendung.

Alkohol In diesem Buch spielen zwei verschiedene Alkohole eine Rolle:

Isopropylalkohol ist vergällt und darf nicht getrunken werden. Er ist preiswerter, da er nicht besteuert wird. Isopropylalkohol wird in unseren Rezepten hauptsächlich zum Desinfizieren benutzt. Bei einer Konzentration von 70 Prozent ist seine reinigende Wirkung am intensivsten.

Ethanol ist teurer, absolut rein und findet in den Rezepturen Verwendung. In manchen Rezepturen dient er auch als Lösungsvermittler für Wirkstoffe oder sorgt dafür, dass die Haut sie besser aufnehmen kann.

Antioxidantien Sie verhindern ungewünschte, durch Oxidation (Verbindung einer Substanz mit Sauerstoff) bedingte Veränderungen. Sie werden in den Rezepturen eingesetzt, um die

Hautzellen vor einer Schädigung und unerwünschten Einflüssen zu schützen. Zusätzlich erhöhen Antioxidantien die Haltbarkeit von Cremes, da sie ein Ranzigwerden hinauszögern können.

Einwiegen/»in ein Glas einwiegen« Einwiegen bedeutet, die benötigten Mengen abzuwiegen. Das können Sie auf verschiedene Arten tun. Beim Einwiegen ist Vorsicht geboten, denn wer zu schwungvoll hantiert, hat schnell überdosiert.

Vielleicht hat Ihre Waage eine Tara-Taste. Damit können Sie die Waage auf Null stellen, auch wenn etwas draufsteht – beispielsweise eine leere Schüssel. Der dann nach einer Zugabe erscheinende Wert gibt Ihnen Aufschluss darüber, wie viel von dem einzuwiegenden Stoff Sie in die Schüssel gefüllt haben. Das ist sehr bequem. Sollte Ihre Waage keine Tara-Taste haben, müssen Sie ein wenig rechnen: Sie addieren das Gewicht der benötigten Stoffe zu dem Gewicht Ihrer Arbeitsmaterialien. Das ist besonders praktisch bei Dexpanthenol, das – zäh wie Honig – schwer einzuwiegen ist.

Pulverförmige Stoffe werden am besten mit einem Löffel eingewogen. Die Größe des Löffels orientiert sich an der Menge des Einzuwiegenden. Wenn nur wenig Pulver benötigt wird und man unsicher ist, kann man das Pulver auch als Erstes ins Glas oder in die Schale einwiegen (mit der Tara-Taste zum Beispiel).

Erfahrene Produzenten und Produzentinnen arbeiten irgendwann mit Augenmaß und tippen mit dem Finger sacht auf den Löffel, sodass das Pulver rieselt. Flüssigkeiten werden vorsichtig eingegossen und eingeträufelt. Tropfen werden nicht gewogen, sondern am besten mit einer Pipette hinzugefügt.

ACHTUNG! Sollten Sie von einer Substanz zu viel in eine schon vorhandene Masse gefüllt haben, versuchen Sie bitte nicht, sie anteilsmäßig wieder herauszunehmen. Falls es Ihnen nicht mühelos gelingen sollte, alles wieder herauszunehmen, fangen Sie am besten noch einmal von vorne an. Aus hygienischen Gründen empfiehlt es sich auch, die bereits verwendeten Substanzen nicht zurück in das Vorratsbehältnis zu geben, sondern sie wegzuwerfen.

Emulgator Ein Emulgator ermöglicht Homogenität, das heißt die Verbindung der wässrigen mit den öligen Stoffen. Normalerweise würden sich die Stoffe abstoßen, ein Emulgator verhindert das – das Fett schwimmt nicht oben. Bei den Rezepturen wird häufig der besonders milde Emulgator Tween oder Alkohol verwendet. Emulgatoren können sowohl zu den wässrigen als auch zu den öligen Teilen der Rezeptur gezählt werden.

Homogen verrühren Ziel des homogenen Verrührens ist eine gleichmäßige Konsistenz. Das setzt voraus, dass zwei völlig unterschiedliche Substanzen – die wässrige und die ölige Phase – vollständig miteinander vermischt werden, indem man sie ineinander einrührt, ohne Tropfen, Bröckchen und Kleckse zu hinterlassen. Wichtig ist die gleichmäßige Konsistenz! Dabei hilft ein Emulgator (siehe oben).

Lösen Vom Lösen spricht man, wenn keine festen Partikel mehr sichtbar sein sollten – beispielsweise so, wie wenn sich Zucker in Tee auflöst.

Rühren Flüssigkeiten werden am besten in einem Glas verrührt – mit Hilfe eines Glasstabes: Der Glasstab kann an der Glaswand entlangbewegt werden und zerdrückt die Partikel vollständig. Ein Löffel trifft mit seiner Form auf der Glaswand nicht alle Partikel. Zum Ausprobieren genügt ein Löffel jedoch völlig. Wird man nach und nach zum Profi, steigt erfahrungsgemäß ohnehin auch der Wunsch nach einer optimalen Ausrüstung.

Weitere Vorteile des Glasstabes: An ihm bleibt nicht viel hängen (so wie an einem Löffel), und das, was hängen geblieben ist, kann leicht abgestreift werden. Glas ist zudem das neutralste Material, Metall würde eventuell mit den Inhaltsstoffen reagieren.

Synonymbezeichnungen der Inhaltsstoffe

- In der Spalte »Deutsche Bezeichnung« stehen die Namen, die auch in den Rezepturangaben für die Inhaltsstoffe verwendet wurden. Sie entsprechen den im Deutschen gebräuchlichen Begriffen.
- Die in der Spalte »Lateinische Bezeichnung« angegebenen Namen entsprechen den in Apotheken gebräuchlichen Bezeichnungen für die Inhaltsstoffe. Ist diese Spalte leer, heißt dies nicht, dass kein lateinischer Name existiert, sondern dass dieser ungebräuchlich ist und die Substanz auch in Apotheken unter der deutschen Bezeichnung erhältlich ist.
- Die in der Spalte »INCI-Bezeichnungen« angegebenen Begriffe sind die nach der neuen Kosmetikverordnung üblichen Namen der Inhaltsstoffe. Sie müssen seit 1998 auf jedem kosmetischen Fertigprodukt angegeben sein und dienen der Vergleichsmöglichkeit. Ist diese Spalte leer, so wird von den Herstellern meist die lateinische Bezeichnung verwendet oder es handelt sich um Stoffmischungen.

Deutsche Bezeichnung	*Lateinische Bezeichnung*	INCI Bezeichnung
Alkohol 90 %, rein	*Ethanolum* 90 %	ALCOHOL
Aloe-vera-Gel	*Aloe-vera-Gel* 1:1	ALOE BARBADENSIS
Arnikatinktur	*Tinktura Arnicae*	ARNICA MONTANA
Augentrosttinktur	*Tinctura Euphrasiae*	EUPHRASIA OFFICINALIS
Avocadoöl	*Oleum Avocado*	PERSEA GRATISSIMA

Deutsche Bezeichnung	Lateinische Bezeichnung	INCI Bezeichnung
Basiscreme DAC	*Cremor Basalis DAC*	—
Beinwellwurzel-tinktur	*Tinktura Consolidae*	SYMPHYTUM OFFICINALE
Benzoetinktur	*Tinktura Benzoe*	ABIES BALSAMEA
Bienenwachs	*Cera alba* (weiß) *Cera flava* (gelb)	CERA ALBA CERA FLAVA
Birkenblättertinktur	*Tinktura Betulae*	BETULA ALBA
Bisabolol	α-*Bisabololum*	BISABOLOL
Brennnesseltinktur	*Tinktura Urticale*	URTICA DIOICA
Carotinöl	*Oleum Carotini*	BETA CAROTENE OIL
Citronellöl	*Oleum Citronellae*	CYMBOPOGON NARDUS
Destilliertes Wasser	*Aqua destillata*	AQUA
Dexpanthenol	*Alcohol Pantothenylicus*	PANTHENOL
Distelöl	—	CARTHAMUS TINCTORIUS
Eukalyptusöl	*Oleum Eucalypti*	EUCALYPTUS GLOBULUS
Frauenmantel-tinktur	*Tinctura Alchemillae*	ALCHEMILLA VULGARIS
Glycerin	*Glycerolum* 85 %	GLYCERIN
Hagel-, Speisesalz	*Natrium Chloratum*	SOLIDUM CHLORIDE
Hamameliswasser	*Aqua Hamamelidis*	HAMAMELIS VIRGINIANA
Harnstoff	*Urea pura*	UREA
Heilerde	—	—

Deutsche Bezeichnung	Lateinische Bezeichnung	INCI Bezeichnung
Isopropylalkohol 70 %	*Alcohol Isopropylicus* 70 %	ISOPROPYL ALCOHOL
Isopropylmiristat	*Isopropylmiristat*	ISOPROPYL MYRISTATE
Johanniskrautöl	*Oleum Hyperici*	HYPERICUM PERFORATUM
Jojobaöl	*Oleum Jojoba*	BUXUS CHINESIS
Kakaobutter	*Oleum Cacao*	THEOBROMA CACAO
Kamillenextrakt	*Extractum Chamomillae*	MATRICARIA
Kamillenöl	*Oleum Chamomillae*	MATRICARIA
Kamillentinktur	*Tinktura Chamomillae*	MATRICARIA
Kampfer	*Camphora*	CHAMPHOR
Kühlsalbe	*Unguentum Leniens*	—
Lanolin	*Lanolinum*	OLEYL LANOLATE
Latschenkiefernöl	*Oleum Pini Pumilionis*	PINUS PUMILIO
Mandelöl (süßes)	*Oleum Amygdalarum*	PRUNUS DULCIS
Meersalz	—	MARIS SAL
Melissenöl	*Oleum Melissae*	MELISSA OFFICINALIS
Menthol	*Mentholum*	MENTHOL
Myrrhentinktur	*Tinktura Myrrhe*	COMMIPHORA MYRRHA

Deutsche Bezeichnung	*Lateinische Bezeichnung*	INCI Bezeichnung
Nachtkerzenöl	*Oleum Oenotherae biennis*	OENOTHERA BIENNIS
Nelkenöl	*Oleum Caryophylli*	EUGENIA CARYOPHYLLUS
Olivenöl	*Oleum Olivarum*	OLEA EUROPAEA
Orangenblüten-öl	*Oleum Aurantii Floris*	CITRUS DULCIS
Orangenblüten-wasser	*Aqua Aurantii Floris*	CITRUS DULCIS
Orangenöl	*Oleum Aurantii Pericapii*	CITRUS DULCIS
Pfefferminzöl	*Oleum Menthae piperitae*	MENTHA PIPERITA
Pottasche	*Kalium Carbonicum*	POTASSIUM CARBONATE
Ringelblumen-tinktur	*Tinktura Calendulae*	CALENDULA OFFICINALIS
Rosenöl	*Oleum Rosae*	ROSA CANINA
Rosenwasser	*Aqua Rosae*	ROSA CANINA
Rosmarinextrakt	*Extractum Rosmarini*	ROSMARINUS OFFICINALIS
Rosmarinöl	*Oleum Rosmarini*	ROSMARINUS OFFICINALIS
Rosskastanien-extrakt	*Extractum Hippocastani*	AESCULUS HIPPOCASTANUM
Salbeiextrakt	*Extractum Salviae*	SALVIA OFFICINALIS
Salbeiöl	*Oleum Salviae*	SALVIA OFFICINALIS

Deutsche Bezeichnung	Lateinische Bezeichnung	INCI Bezeichnung
Salbeitinktur	*Tinktura Salviae*	SALVIA OFFICINALIS
Teebaumöl	*Oleum Melaleucae*	MELALEUCA ALTERNIFOLIA
Thymianextrakt	*Extractum Thymi*	THYMUS VULGARIS
Thymianöl	*Oleum Thymi*	THYMUS VULGARIS
Traubenkernöl	—	VITIS VINIFERA
Tween 80	*Polysorbat 80*	POLYSORBATE 80
Vitamin E, natürlich	*D-α-Tocopherol*	TOCOPHEROL
Wasser	*Aqua*	AQUA
Wasserhaltige hydrophile Salbe	*Unguentum Emulsi ficans aquosum*	—
Weiche Zinkpaste	*Pasta Zinci mollis*	—
Weiße Schmierseife	*Sapo Kalinus albus*	—
Weizenkeimöl	—	TRITICUM VULGARE
Wollwachs wasserfrei	*Lanolin anhydride/ Adeps Lanae anhydricum*	—
Wollwachs-alkoholsalbe	*Unguentum Alcoholum Lanae*	—
Ylang-Ylang	*Oleum Ylang-Ylang*	CANANGA ODORATA
Zedernöl	*Oleum Cedri*	COROTON ELUTERIA
Zinnkrautextrakt	*Extractum Equiseti*	HORSETAIL
Zitronenöl	*Oleum Citri*	CITRUS LIMONUM
Zitronensäure	*Acidum Citricum anhydricum*	CITRIC ACID

Bezugsquellen

Arbeitsmaterial

WEPA Apothekenbedarf GmbH & Co KG
Am Fichtenstrauch 6-10
D-56204 Hillscheid
Fon +49 (0) 2624 /107-381
Fax +49 (0) 2624 /107-125
www.wepa-apothekenbedarf.de
info@wepa-apothekenbedarf.de

Rezeptursubstanzen/Inhaltsstoffe

erhalten Sie in Apotheken, zum Teil auch
in Reformhäusern und Bioläden.

Register